D1565555

LA PIEL QUE HABITAS

Descúbrete a través de la cosmética natural consciente

Aprende a elaborar tus propios cosméticos y productos de belleza ecológicos y personalizados

TATIANA MORENO

La Piel Que Habitas. Tatiana Moreno Miguel
ISBN   9798488011649

Ilustración: Ana Ostos Miguel
Fotografía: Clamaje

AGRADECIMIENTOS

Gracias:

A Pastora Miguel, por ser luz cuando siento oscuridad, por ser refugio cuando fuera hace frío. Por ese amor incondicional y esa infinita sabiduría que me regalas. Por ser mi guía. Por ser y estar, siempre. Por ser mi madre.

A Paco Coca, por cuidarme y quererme como a una hija. Por tus sabios consejos que me acompañan en todo momento. Por tu apoyo y ayuda incondicional constante en todo lo que necesite, sea lo que sea.

A Richard Gracia, por elegirme como compañera de vida. Por llenar de magia mis días. Por ser mi pieza fundamental en esta aventura de escribir un libro. Por guiarme, apoyarme y ayudarme en su creación.

A mis "lectores beta" que han leído con espíritu crítico este texto antes de que viera la luz, aportando sus sinceras opiniones:
Pastora Miguel, Paco Coca, Leticia Morga, Juan Ricotti, Raquel Miguel, Gotzone Camiragua, Sheila Moreno, Lara Gracia: gracias por su predisposición, por su apoyo, por el tiempo, por su sinceridad y por el cariño dedicado a la revisión de este libro.

A Pepi Álvarez, por ser una persona, una mujer y una abuela ejemplar. Por ser inspiración. Por el ser tan extraordinario que es.

A Ana Ostos, por dotar de belleza estas páginas con su sensibilidad dibujando muchas de las ilustraciones de este libro. Por hacerlo con tanto mimo y delicadeza.

A Jean-Claude Petit-Charles y Sandra Marco, por materializar lo que tenía en mi mente a través de vuestra fotografía. Por esa sensibilidad y cariño con la que trabajan.

A la vida, por todos los aprendizajes, personas y experiencias que me brinda.

INDICE

INTRODUCCIÓN

INTRODUCCIÓN

Mi objetivo con este libro es contagiarte mi entusiasmo por las maravillas que nos brinda la Naturaleza. Invitarte a observarte a ti misma y lo que te rodea, con la fascinación de la mirada de una niña que descubre algo por primera vez. A contemplar lo que siempre ha estado allí, pero con otros ojos. Con ojos de gratitud y admiración.

Darte a conocer otra forma de vivir e invitarte a utilizar la cosmética natural como excusa y aliada perfecta para cuidarte y convertirte a ti misma en tu prioridad.

Una invitación a mirarte, a valorarte, a quererte y a vivir en coherencia contigo misma.

En este libro te propongo la cosmética natural como una herramienta que te permite cuidarte de una forma natural, ecológica, sostenible, coherente, personalizada y económica.

Mi misión es que tomes consciencia del efecto en nuestro organismo de todo aquello que aplicamos en nuestra piel y que aprendas a observar qué necesitas.

Este es tu libro si buscas:

o   Empezar a cuidar de ti de manera saludable y consciente

o   Tomar consciencia de la importancia de cuidarnos

o   Conocer qué factores influyen en nuestra belleza y
    envejecimiento

o   Conocer una manera natural, saludable, sostenible y económica
    de cuidarnos

o   Encontrar una manera saludable de cuidarte si eres sensible a
    químicos y/o tienes problemas en la piel y te cuesta encontrar
    productos de cuidado personal que te vayan bien

o   Ahorrar dinero

o   Aprender a elaborar tus propios cosméticos adaptados a tus
    necesidades

Te preguntarás qué me ha llevado a escribir este libro. Aunque es una
larga historia, trataré de ponerte en situación brevemente.

Hace ya muchos años conocí a un gran médico, aromaterapeuta y un
gran ser humano: el Dr. Héctor, el cual se convertiría para mí en mi
mentor, mi maestro y compañero de proyectos durante un trecho del
camino. Consiguió que me enamorara de la Aromaterapia. Además de
tener una sabiduría y generosidad inagotables, se convirtió en una fuente
de admiración e inspiración para los que le rodeábamos. Su mayor afán
era compartir y ayudar.

—

4

Comenzamos a desarrollar bonitos proyectos juntos, pero la vida quiso que se transformara en luz antes de poder llevarlos a cabo. Su intención era convertir su escuela de formación de Aromaterapia en una escuela online para así poder seguir difundiendo sus conocimientos en todo el mundo.

Tras su partida fui adquiriendo otros grandes aprendizajes.

Aprendí que cuando uno no vive de forma coherente, el cuerpo te pasa factura.

Aprendí a no posponer lo importante para mañana, porque quizá ese mañana no exista.

Aprendí también que la intuición es una formidable guía, que hay que abrazar como si del último abrazo se tratara. Gracias a que hice caso a un presentimiento que tuve, pude despedirme de Héctor. Fue en nuestra última reunión de trabajo cuando sentí con total certeza que era en realidad una despedida para siempre.

Aprendí la importancia de dejar constancia de aquello que creemos que puede ayudar a otros, para no llevárnoslo con nosotros.

Es la razón por la que estoy ahora mismo escribiendo este libro.
Aunque su marcha supuso un duro golpe para mí, tanto a nivel personal como profesional, continué utilizando, experimentando e investigando el uso de la Aromaterapia en mi vida cotidiana. He seguido formándome

a lo largo de estos años en distintas escuelas, concretamente en cosmética y cuidado natural a diferentes niveles.

Estos últimos años me he dedicado a impartir cursos de cosmética natural de forma presencial.

Otros motivos importantes que me han llevado a involucrarme y a seguir estudiando la cosmética natural fueron: eliminar los tóxicos de mi entorno habitual y mi problema con el acné, que nunca conseguía eliminar por completo.

Eso me llevó a indagar por un lado en el funcionamiento de mi piel, en mi alimentación, en mi modo de vivir, a profundizar dentro de mí para encontrar respuestas… Buscaba y probaba lo que fuera, con tal de lucir una bonita piel y sentirme más segura de mí misma.

Me preguntaba todo el tiempo: ¿Qué le pasa a mi piel? ¿Qué estoy haciendo mal? ¡Si ya he probado de todo y nada funciona! ¡Si he comprado las "mejores" cremas y las más caras! ¡Si me he hecho todo tipo de tratamientos!

A mi búsqueda desesperada por tener una piel sana y atractiva se unía mi inquietud por experimentar algún tratamiento milagroso en mí misma, lo cual no siempre ha dado muy buenos resultados.

Una vez me empeñé en probar una técnica facial que ya sabía que era bastante agresiva, que pretendía eliminar las marcas y las manchas de la

—
6

piel. No sólo no conseguí ninguna mejoría, sino que me produjo quemaduras en la cara que me obligaron a permanecer en casa durante una semana. Eso hice, pero no pasa nada, me perdono. Ahora puedo hablar desde la experiencia.

En otra ocasión, no atendiendo los sabios consejos de mi madre, quien además es doctora, insistí en tomar durante un tiempo un antibiótico que se utiliza para la mejora del acné adulto.

¿Y a que no adivinas qué? A los días de terminar el tratamiento, cuando mi piel parecía haber mejorado un poco, ¡bum! me dio una reacción al medicamento que me produjo una erupción y sarpullido por toda la cara, escote y espalda. ¡Fantástico! Ahora tenía mi piel peor que antes. Si ese es el efecto secundario que me produjo de forma visible, ¡a saber qué más hizo dentro de mi organismo!

Esta vez también sabía que era un método con posibles efectos secundarios, pero no pasa nada, también me perdono en esta ocasión. Por arduo que sea el camino siempre nos enriquece.

Nada mejoraba mi piel. O lo que es peor, la empeoraba. Mi frustración y desilusión iban en aumento de forma paralela. Para colmo, siempre he trabajado de cara al público y eso hacía que lo llevara aún peor.

Después de unas cuantas tentativas de prueba y error y unos cuantos dolorosos aprendizajes, en la cosmética natural encontré no sólo la posibilidad de eliminar muchísimos tóxicos de mi vida, sino las herramientas para   crear mis propios productos adaptados completamente a mis necesidades de cada momento.

He aprendido que mi piel me gritaba muchas cosas en aquel momento, pero yo no era capaz de entenderla.

Así pues, deseo profundamente que esta lectura te aporte una nueva visión de cómo cuidarte y te inspire realmente a llevar una vida más saludable, equilibrada y respetuosa contigo misma.

Porque **todo comienza en ti**.

"LA BELLEZA COMIENZA EN EL INTERIOR Y SE PROYECTA AL EXTERIOR"

CAPÍTULO 1.

QUÉ ES
LA COSMÉTICA
NATURAL Y POR QUÉ
UTILIZARLA

QUÉ ES LA COSMÉTICA NATURAL Y POR QUÉ UTILIZARLA

A partir de aquí haré referencia a la cosmética NO natural utilizando el término de "cosmética convencional".

1. **Utilizar cosmética natural es algo más que buscar la belleza mediante medios naturales: es una forma de vida.**

La cosmética natural se define habitualmente como el uso de productos naturales sobre la piel con fines estéticos y de salud. Pero la cosmética natural no sólo trata de belleza. Es una **filosofía de vida**, una manera de vivir más consciente. Consciente de ti, del medioambiente y del resto de seres vivos, por pequeños que sean. Una mirada distinta hacia ti misma y a lo que te rodea.

2. **El autocuidado se cultiva.**

Para mí la cosmética natural es una excelente vía para cultivar el **autocuidado** y el **autoconocimiento.** En definitiva, necesaria para llevar una vida en **equilibrio**, más **saludable** y más **feliz**.

Vivimos con un ritmo tan acelerado, que se nos olvida la importancia de prestar atención a nuestras necesidades. Es vital dedicar tiempo a observar, analizar e identificar las señales constantes que nos envía nuestro cuerpo, para cubrir nuestras necesidades tanto a nivel físico, como mental y emocional.

Por desgracia, en muchas ocasiones hasta que no enfermamos, no tomamos conciencia de lo fundamental que es el autocuidado. Estamos acostumbrados a posponerlo para después, en lugar de convertirlo en prioridad. Si lo piensas bien, nuestra calidad de vida depende de nuestro bienestar. De nada sirve tener un coche caro, una casa grande y buen puesto de trabajo, si no nos encontramos bien y en paz con nosotros mismos.

El autocuidado es una actitud de respeto hacia uno mismo y amor propio. Es hacernos responsables de nuestro propio bienestar a todos los niveles.

Ya los griegos hablaban del autocuidado como el cultivo de sí, haciendo referencia a la relación que tiene el individuo consigo mismo. El concepto de belleza en la Antigua Grecia no solo hace énfasis a la parte exterior del cuerpo, sino también a la belleza del alma. Para ellos el cuidado de sí mismos incluía los ejercicios físicos sin excesos, la satisfacción mesurada de sus necesidades y los regímenes de salud.

3. La cosmética natural implica un ejercicio de autoconocimiento.

Para poder entender lo que necesitamos e identificar las alertas que se encarga de enviarnos nuestro organismo, debemos conocernos cada día un poquito más. Es decir, si a menudo me sale un sarpullido en la piel cuando estoy en el trabajo, observar en qué tipo de situaciones concretas sucede. Preguntar qué tipo de emociones experimento en esa situación que me llevan a una alteración en la piel, y sacar las conclusiones necesarias y tomar las decisiones oportunas. Así también, debemos revisar nuestros hábitos de cuidado personal, nuestros hábitos alimenticios, nuestro descanso, conocer nuestra piel y qué le va bien.

4. También es un ejercicio de creatividad.

Elaborar nuestra propia cosmética natural en casa de forma artesanal, nos permite dar rienda suelta a nuestra creatividad. Nos permite crear nuestras propias fórmulas y escoger los ingredientes a nuestro antojo, jugar con las texturas, con los aromas…

5. Te hace conectar con la naturaleza.

Las materias primas que nos ofrece la naturaleza para elaborar nuestros propios cosméticos son muchísimos. Cada una con sus maravillosas propiedades. Es fascinante, como un aceite obtenido de una sola planta, nos puede aportar tantísimos beneficios. Cuando uno empieza a conocer en profundidad las distintas alternativas que existen en la naturaleza para nuestro propio cuidado, inevitablemente cambia la visión sobre lo que nos rodea.

Te brinda una oportunidad para **conectar contigo y con la Naturaleza**.

6. Evita el uso de tóxicos.

A lo largo de nuestra vida utilizamos a diario productos de cuidado e higiene personal de los cuales desconocemos por completo los ingredientes que los componen y más aún su eficacia o efecto. Por desgracia, no nos educan para ser conscientes de este tipo de asuntos.

Convivimos con muchísimas sustancias químicas peligrosas que no nos favorecen en absoluto y no nos ayudan a estar más saludables precisamente.

Se vincula el uso de este tipo de **tóxicos con** diferentes **problemas de salud**: reducción de la fertilidad femenina, síndrome de ovarios poliquísticos, endometriosis, cáncer de mama, cáncer de tiroides, cáncer de próstata, cáncer de testículo, alteraciones en el desarrollo del sistema inmunológico y enfermedades metabólicas como obesidad y diabetes.[1]

Lo interesante de conocer esta herramienta es que además de ayudarte a tener una piel sana, hace que evites el uso de tóxicos en tu vida cotidiana.

7. Lleva a más salud.

Es un recurso que te permite cuidarte de manera **saludable** por dentro y por fuera. Los productos se elaboran a base de **ingredientes**

---

[1] (Romano, 2012)

naturales, la mayoría de origen vegetal. Las plantas tienen propiedades terapéuticas, que hacen que la cosmética elaborada con ellas sea efectiva y respetuosa con nuestra piel.

8. Es adaptada a tus necesidades físicas y emocionales.

La cosmética natural te ofrece la posibilidad de crear tu propia cosmética totalmente **adaptada a tus necesidades tanto físicas como emocionales** según cada momento. ¿No es increíble la posibilidad de elegir la composición de tus cremas, jabones, labiales, geles, maquillaje, mascarillas, en función de tus necesidades específicas de este preciso instante? Si tienes un brote de acné porque estás más nerviosa de lo habitual, ¿qué te parece si preparamos una crema con ingredientes que además de tratar el acné, te ayuden a relajarte?

9. El producto que elaboras tú misma, tiene más calidad.

Te permite crear una **cosmética con propósito**. Son productos **elaborados con intención**.

Cuando fabricamos nuestros productos a partir de materias primas ecológicas y además le ponemos una intención, el resultado son productos de **muy alta calidad** y de **muy alta vibración desde el punto de vista energético**.

10. Te permite tener control absoluto sobre lo que aplicas en tu piel.

Todos sabemos lo importante que es llevar una alimentación saludable y tener consciencia de los alimentos que ingerimos, porque ello repercutirá en nuestro estado de salud. Olvidamos que deberíamos aplicar el mismo principio cuando cuidamos nuestro exterior.

"No te pongas en la piel aquello que no puedes comerte"

Esto me decía mi madre hace años, ¡qué sabio consejo!

Es evidente que **lo que aplicamos a la piel** pasa directamente a los vasos sanguíneos y linfáticos, pues ésta es permeable. De modo que **llega a todo el organismo y puede depositarse en diferentes órganos del cuerpo si no es eliminado completamente.**
De ahí la importancia de tener muy en cuenta qué productos aplicamos a nuestra dermis, ya que con el paso del tiempo pueden causarnos problemas en los riñones e hígado al quedar acumulados en los tejidos. Los órganos no pueden metabolizarlo completamente.

En mi caso, al tiempo de utilizar cosmética natural y desintoxicarme, tanto mi piel como mi pelo experimentaron un cambio drástico. Mi pelo pasó de no rizarse y encresparse cuando no disponía de gomina o espuma para fijar el rizo, a no necesitar absolutamente nada para quedar con el rizo muy definido. De hecho, ahora que está sano y libre de tóxicos, luce mucho más rizado que antes.

No hay mejor manera de controlar qué te pones en la piel que creando tú tus propios productos.

No obstante, puedes comprar cosmética natural ya elaborada. Para ello te explicaré qué debes tener en cuenta a la hora de comprarla.

11. La cosmética convencional experimenta con animales.

Hay que tener muy presente que los **productos** con los que elaboramos nuestra **cosmética natural sean respetuosos con el ser humano, el medioambiente y no se testen en animales**.

No sé si lo sabes, pero en el sector de la cosmética convencional, como en otros muchos sectores, se experimenta con animales.

¿Qué significa esto? Significa que antes de lanzar un producto al mercado y asegurar según sus criterios, que es apto para humanos, prueban sus efectos en animales.

Significa también que los animales utilizados en los experimentos, suelen ser sometidos a pruebas que les causan sufrimiento e incluso la muerte.

Los seres vivos con los que experimentan suelen criarse con este fin en laboratorios o instalaciones de cría. Estos espacios no son precisamente acogedores como podrás imaginar. Son ambientes fríos, artificiales y donde los animales viven encerrados en jaulas. Con falta de libertad de movimiento. Algunos animales en los laboratorios están confinados de por vida, solos, aislados y sin ninguna compañía.

Siento náuseas literalmente mientras escribo este apartado.

Una gran proporción de experimentos con animales en la Unión Europea causan sufrimiento clasificado como "moderado" o "severo" a los animales.

A menudo, los experimentos a los que son sometidos requieren que el animal muera o quede cerca de la muerte. A modo de ejemplo, las pruebas reglamentarias para el botox, algunas vacunas y algunas pruebas de seguridad química son variaciones de la prueba "Lethal Dose 50" (dosis letal al 50 por 100).

Esta prueba consiste en suministrar varias dosis del producto a un centenar de ratones. Se les inyecta la sustancia en el abdomen, lo cual le produce en los siguientes tres días asfixia, pérdida de visión, paralización o la muerte.[2]

El experimento se repite hasta que mueren el 50% de los animales. Es entonces cuando se determina que la dosis es letal, umbral que sirve como baremo para su exportación. Los ratones que sobreviven o están convalecientes son a menudo degollados o eliminados mediante gas,

---

[2] (ADDA, 2020)

dióxido de carbono, para acabar, paradójicamente, con su largo sufrimiento.

Los cosméticos naturales no se testan en animales, los cosméticos convencionales elaborados con sustancias químicas, sí.

12. La cosmética convencional es perjudicial para el ecosistema.

Además, según detalla Greenpeace, la cosmética NO natural también está implicada en la destrucción de ecosistemas.

Deforestación: grandes multinacionales están involucradas en la deforestación de bosques vírgenes como las selvas de Indonesia que se deforestan para producir aceite de palma que va a parar a la cosmética industrial.

Contaminación marina: Productos exfoliantes, pastas de dientes y detergentes contienen pequeñas bolas de plástico (entre 130.000 y 2,8 millones en un bote). Su reducido tamaño hace que no queden atrapadas por los filtros de las depuradoras y llegan directamente al mar.

Greenpeace recopiló y analizó la información científica que evidencia cómo los microplásticos se están incorporando en la cadena alimentaria.[3]

---

[3] (GREENPEACE, 2017)

La cosmética natural apuesta por un consumo libre de plásticos, que es uno de los principales contaminantes de mares y océanos. Propone la reutilización de envases, o el consumo de éstos pero elaborados a partir de materiales reutilizados y biodegradables. Así como la compra a granel.

Por otro lado, los ingredientes que solemos utilizar en cosmética natural son de agricultura ecológica, por lo que no se han utilizado pesticidas que tan dañinos son para el medioambiente y para el ser humano.

13. Promueve un consumo sostenible.

La cosmética natural promueve un **consumo consciente y responsable**, que no tenga un impacto negativo para el planeta y sus ecosistemas.

Es una invitación al minimalismo, a **no consumir más** de lo que **necesitas** dejándote llevar por la publicidad que nos incita a comprar cosas que no necesitamos realmente. Ahorrarás espacio en tus cajones, creéme.

14. La cosmética convencional suele ser más cara y forma parte de un proceso productivo industrial con el que colaboras comprando sus productos.

¿Cuántas veces te has comprado una crema carísima y no has obtenido el resultado esperado?

Te aseguro que unos **pocos ingredientes sencillos y naturales son suficientes para elaborar nuestros propios productos de cuidado personal**. Ahorrarás mucho dinero elaborando tus propios productos. Con una higiene adecuada, con materia prima de alta calidad y algún tratamiento puntual conseguiremos tener una piel saludable y cuidada. Además es ideal si tienes la piel sensible a químicos.

Eso sí, hay ciertos hábitos indispensables que hay que considerar la base de la belleza y que son independientes de los productos. De esto hablaremos en mayor profundidad en capítulos posteriores.

La **cosmética convencional** es masiva, y "necesariamente" **sintética**, pues los recursos naturales son limitados.

Por otro lado, la cosmética convencional mueve muchísimos millones de euros, porque el coste de los productos con los que se elabora es muy bajo, siendo el margen de beneficios muy grande. Es básicamente una **cuestión de rentabilidad.**

15. La cosmética convencional propone y promueve estándares y cánones de belleza que no son alcanzables ni realistas.

A diferencia de la cosmética convencional, la cosmética natural parte entre otras cosas de que cada individuo es singular y tiene sus propias características. Por eso requiere de productos completamente personalizados y adaptados a sus propias necesidades. Los productos han de ser coherentes con la persona que se lo aplica. En cosmética natural se promueve una belleza real, libre de frustraciones por no alcanzar una belleza que no existe. Para ello debemos reconocernos, valorarnos y querernos.

VENTAJAS DE LA COSMÉTICA NATURAL

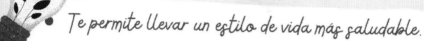

- Te permite llevar un estilo de vida más saludable.
- Es una excelente vía para el autocuidado y el autoconocimiento.

- Desarrolla tu creatividad y te conecta con la naturaleza.
- Se adapta a tus necesidades físicas y emocionales.

- Está libre de sustancias químicas tóxicas.
- Son productos de muy alta calidad.

- Te permite tener control absoluto sobre lo que aplicas en tu piel.
- Es ideal si tienes la piel sensible a químicos.

- No se testa en animales.
- No es perjudicial para el planeta.
- Ahorras dinero y espacio en tus armarios.

"La belleza física es relativa
y puede depender del ojo espectador, pero la
belleza interior es algo que brilla desde adentro
y nadie lo puede negar."

Dr. Héctor

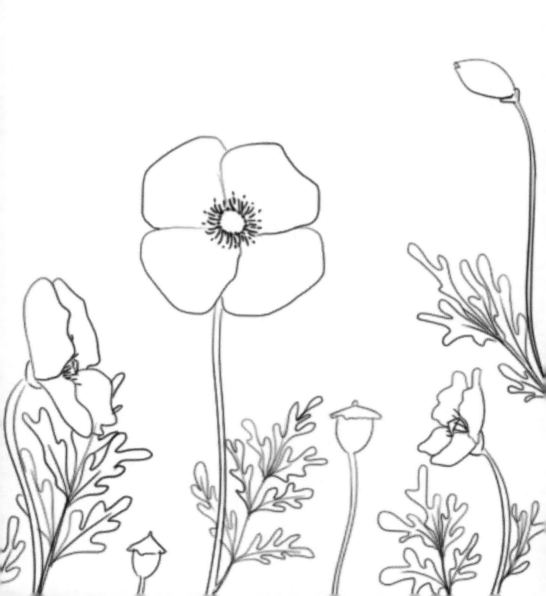

CAPÍTULO 2.

PILARES PARA UNA BELLEZA SALUDABLE

PILARES PARA UNA BELLEZA SALUDABLE

Te invito a que a partir de ahora trates a tu cuerpo como un templo sagrado. Según como te encuentres interiormente se verá afectada tu parte exterior y viceversa.

Sin embargo, y aunque me repita, no todo es tan sencillo como tener unas buenas cremas y aplicarlas para estar radiante.

La consideración de los problemas de piel en un sentido más amplio y profundo con causas diversas ya está presente en algunas tradiciones y medicinas orientales desde hace mucho tiempo. En estas tradiciones ya se recogen situaciones vinculadas al origen de los problemas de piel como nuestro comportamiento, la mala digestión de los alimentos, la mala respiración, tensiones y emociones sin digerir, situaciones estresantes, preocupaciones, angustia, frustración, ira y depresión.

También el consumo de alimentos excesivamente refinados y procesados con abuso de azúcares, el estreñimiento. Igualmente, problemas ocasionados por cambios de clima, cambios en niveles hormonales que dan lugar a alteraciones del temperamento y de la apariencia física.

Muchas de estas causas dan lugar a una acumulación de toxinas en el cuerpo que pueden manifestarse en la piel de distintas formas como eccemas, psoriasis, acné, abscesos, etc.

Es por esto por lo que en algunos de estos sistemas tradicionales se propone en primer lugar desintoxicar y limpiar el cuerpo por dentro, lo cual a veces también implica un cambio en el estilo de vida.

Posteriormente se instaura un tratamiento externo con diferentes remedios siempre naturales, como pueden ser minerales, plantas, etc. ya sea en forma de macerado, infusión o aceite esencial.

NÚTRETE POR DENTRO Y POR FUERA

Cuando digo nútrete, es nútrete, no aliméntate.

Alimentarse es el acto de ingerir alimentos para saciar el hambre y nutrirse se refiere al proceso biológico por el cual nuestro cuerpo obtiene los nutrientes necesarios.

Es aconsejable llevar una alimentación equilibrada y libre de tóxicos. Para mí, llevar a cabo todas estas pautas de forma coherente y cubriendo mis necesidades reales parte principalmente de un profundo autoconocimiento.

¿Cómo sé que alimentos me sientan bien o pide mi cuerpo si no me he parado nunca a observar cómo me encuentro cuando los consumo? Podría sugerirte ideas y tips para tener en cuenta a la hora de alimentarte o determinadas clases de ejercicio físico, pero nadie sabe mejor que tú que está bien para ti o no.

Nuestro cuerpo nos **manda señales** todo el tiempo. Sólo hay que escucharlo. En el cuerpo se manifiesta todo lo que sentimos, pensamos y en definitiva, vivimos y cómo lo vivimos. Muchas personas viven en modo automático, desconectadas de su cuerpo. No solemos prestar atención a nuestras sensaciones corporales. Cuando sentimos molestias preferimos tomar un analgésico para el dolor, en lugar de preguntarnos qué está causándonos este dolor. Cada síntoma es una invitación a parar, concedernos una pausa, y observar qué sucede para plantearnos los cambios necesarios para estar bien.

Voy a abordar a continuación diferentes aspectos cuyo conocimiento me ha aportado mucho personalmente y considero que también a ti pueden serte de gran ayuda.

CUÍDATE COMENZANDO POR EL INTERIOR

Para tener una piel sana, no podemos descuidar algo tan fundamental como nuestra alimentación. La piel de una persona desnutrida suele tener un aspecto poco saludable.

LA ALIMENTACIÓN

Te recomiendo eliminar de tu dieta alimentos que te roban minerales y vitaminas, que son necesarios para el correcto funcionamiento de tu organismo y para la renovación celular. Para ello evita la leche, harinas refinadas, azúcares refinados, alimentos procesados y grasas transformadas. Esto no es solo cuestión de estética, sino de salud.

En caso de padecer acné, es especialmente recomendable evitar la leche y los alimentos con alta carga glucémica como dulces, harinas refinadas, pan blanco, zumos, bebidas azucaradas, cereales azucarados del desayuno, el chocolate y el arroz. Este tipo de alimentos elevan en nuestro cuerpo la producción de una molécula que se conoce como IGF-1, que hace que nuestras glándulas sebáceas produzcan más sebo, clave en la aparición del acné.* [4]

---

[4] (Bagazgoitia, 2018)

Detoxinación

Además de llevar una dieta equilibrada rica en frutas y verduras, me gusta realizar un tratamiento détox, es decir, un drenaje, una vez al año. Especialmente en primavera. Para ello utilizo Depurabium, por su increíble capacidad de eliminar todo aquello que no necesito y está estancado en mí, tanto a nivel físico como a nivel mental y emocional. Elimina toxinas hasta a nivel intracelular sobre todo si añades una cápsula de Nasuspag. Si te interesa y quieres probarlo, estos dos productos los fabrica el laboratorio Heliosar.

No obstante, existen diversas maneras de depurar el organismo. Si quisieras información más detallada sobre esto, puedes contactarme aquí: www.tatianamoreno.com

Seguro que ya lo sabes: beber alcohol de forma excesiva y fumar tabaco, no contribuyen a que nuestra piel luzca bonita.

Disbiosis intestinal

Nosotros vivimos inmersos en un ecosistema de miles de pequeños seres vivos, hasta el punto de poderse considerar una extensión más de nuestro propio organismo.

Estos pequeños organismos constituyen una microbiota compuesta no sólo de bacterias, sino también de hongos, levaduras o incluso virus, cohabitando todos ellos en un perfecto equilibrio. Se encuentran por todas partes, en la piel, en las mucosas, etc., repartidos de manera no uniforme, porque dependen de condiciones como la temperatura o la humedad.[5]

Digamos que nos aportamos beneficios mutuos, de hecho, evolucionamos a la vez, nos ayudan a adaptarnos a diferentes situaciones, y sin ellos, no podríamos seguir vivos.

Desgraciadamente, cuanto más se desconecta el ser humano de la naturaleza, más alteraciones se producen en nuestra microbiota, generando enfermedades a muchos niveles.

De ahí, la importancia de mantener nuestra piel con todos sus microorganismos, que nos protegen en perfectas condiciones,

---

[5] (Álvarez et al., 2016)

mimándola y evitando aplicar productos agresivos que conlleven la muerte de estos organismos tan beneficiosos.

Existen probióticos concretos que tienen un efecto beneficioso demostrado sobre el equilibrio de la piel.[6] Los probióticos son según la Organización Mundial de la Salud (OMS), "microorganismos vivos que, cuando son administrados en la cantidad adecuada, ejercen un efecto beneficioso sobre la salud de quien los consume, ya que ayudan a nutrir y regular la microbiota natural del organismo, tanto a nivel intestinal como genital, cutáneo o bucal". No está de más dejarnos aconsejar de cuáles deberíamos tomar para mantener sana nuestra piel.

---

[6] (Álvarez et al., 2016)

Síndrome de HANA o Histaminosis alimentaria no alérgica

A veces sucede que nuestra piel no deja de enfermar una y otra vez y los especialistas no consiguen averiguar la causa. En estos casos hay que pensar que podría tratarse de un problema de intolerancia alimentaria que genera una liberación masiva de histamina que al organismo no le da tiempo a eliminar.

Este proceso se conoce como síndrome de HANA o histaminosis alimentaria no alérgica.[7]

El médico especializado en este tema realiza un simple análisis de sangre que nos da la información de qué alimentos debemos evitar durante un periodo de tiempo determinado (unos 6 meses), hasta que nuestro sistema inmunológico se estabilice y vuelva a tolerarlos otra vez.

Conozco personalmente a varios médicos especializados en este área, si necesitas que te facilite su contacto, lo haré con gusto.

Resumiendo, si por cualquier motivo no consigues la mejoría esperada al aplicarte los productos naturales, debes seguir buscando la causa en una posible disbiosis intestinal o incluso una intolerancia alimentaria.

---

[7] (Maintz et al., 2007)

Debemos aprender a observarnos y nos convertiremos en nuestros propios detectives.

¡STOP!

STOP. Para. Descansa si el cuerpo te lo pide. Descansa las horas necesarias. Suena a tópico. Pero el descanso es fundamental para la regeneración de nuestra dermis y organismo en general.

Según un estudio científico de "University Hospitals Case Medical Center de Estados Unidos", una deficiente calidad del sueño acelera los signos del envejecimiento y debilita la capacidad de la dermis para repararse durante la noche. [8]

La **falta** de **sueño afecta a** la **luminosidad** del **rostro**, que presenta un aspecto apagado. Esto se debe a que, cuando dormimos poco o mal, nuestro cuerpo libera noradrenalina. Una sustancia que reduce la circulación sanguínea y, en consecuencia, la oxigenación y el aporte de nutrientes a la piel. Como resultado hace que nuestra piel quede deshidratada y descuidada.

Además, la falta de sueño **aumenta el estrés**, un trastorno que afecta negativamente al estado de la piel, causando o empeorando afecciones dermatológicas como el acné y la dermatitis atópica.

---

[8] (MEDCENTER NEWS, 2013)

Se observó también que las mujeres con privación del sueño mostraban signos de envejecimiento prematuros y una disminución de la capacidad de la piel de reestablecerse después de la exposición al sol.

También se determinó que las personas con un sueño deficiente presentaban un **aumento** en **signos** de **envejecimiento intrínseco** de la **piel** como líneas finas, falta de flexibilidad en la piel, pigmentación irregular y reducción de la elasticidad.

A mi me ayuda acostarme y levantarme todos los días a la misma hora y cenar temprano. Fijar horarios para nuestras rutinas contribuye a que el organismo funcione de manera más predecible y a que no gaste más energía tratando de hacer ajustes cuando lo sacamos de su ritmo.

Alguna de las recomendaciones de la "Sociedad Española de Sueño" son las que aplico en mi vida y con las que estoy totalmente de acuerdo:

- Evita el uso de dispositivos electrónicos con emisión de luz al menos dos horas antes del horario de sueño habitual.
- Utiliza programas que cambien el espectro de emisión de luz de los dispositivos electrónicos desplazando la emisión de luz azul y verde hacia el amarillo, anticipando el momento de acostarse.
- Duerme en oscuridad.
- Asegúrate de que el ambiente para dormir sea silencioso
- Mantén la temperatura de la habitación entre 18-21 °C.
- Elige un colchón de firmeza media: ni demasiado blando ni demasiado duro.

- Mantén la habitación limpia y ordenada.

- Procura pintar el dormitorio con tonos pastel (azul, verde, amarillo, lila) o en tonos neutros. Evitar los colores intensos y excitantes.

- Evita colocar accesorios en la habitación que no tengan relación con el sueño, como televisores, ordenadores, radio.

- Apaga el móvil o déjalo fuera de la habitación durante la noche.

Tómate tiempo para no hacer nada.

Parar y descansar también significa que te tomes tiempo para ti, no sólo para cumplir con obligaciones sino también para hacer ejercicio o bailar, por ejemplo.

Hacer ejercicio físico es uno de esos hábitos no negociables para mantener el cuerpo en equilibrio. El deporte hace que segreguemos "hormonas de la felicidad" (endorfina, serotonina, dopamina y encefalina) que nos producen bienestar tanto a nivel físico como a nivel emocional y mental.

REPITE CONMIGO: INSPIRA, ESPIRA

Por suerte no tengo enemigos a excepción de uno, el estrés en exceso. ¿Tú también vas corriendo a todos sitios creyendo que vas a llegar antes? A mí desde luego no me embellece mucho en ningún aspecto llevar un ritmo acelerado. ¿Tú también vives con un alto nivel de autoexigencia que te hace estar con la sensación de que nunca es suficiente y que nunca llegas?

Para mí, gestionar el estrés ha sido una clave fundamental en el cambio de mi piel y en mi bienestar general.

Reducir los altos niveles de estrés no sólo ha mejorado mi piel, sino que me permite estar más presente, sin esa sensación de velocidad con la que a menudo convivimos. Me permite experimentar las sutilezas y la magia de cada momento. Me permite estar con atención más plena desde la serenidad.

Además, el estar más tranquila, hace que las facciones de la cara se relajen. No sé a ti, pero a mí se me modifica la cara entera cuando estoy estresada… y no para bien.

Nuestro cuerpo responde a nuestra mente, por lo que no está de más hacer revisión de qué sucede en ella.

Un sentimiento negativo podría producir la inmediata pérdida del cincuenta por ciento de la fortaleza muscular del cuerpo y reduce la visión tanto física como mental.[9] A menudo he experimento esta sensación en momentos en los que las emociones me sobrepasaban y no sabía cómo gestionar la situación. Literalmente me costaba mover mi cuerpo. Además, en momentos así, mi creatividad y mi vitalidad desaparecían.

Pero ¿qué es el estrés? Es la respuesta ante una amenaza real o no, a la seguridad o al equilibrio corporal. El organismo responde de manera fisiológica con una serie de cambios en todos sus sistemas para adaptarse a la situación que vive o prevé vivir. Así, si por ejemplo percibiera una amenaza, aceleraría el motor, (nuestro corazón), tensaría nuestros músculos y los abastecería de combustible (nuestra sangre), enfocaría nuestra atención mental que no admitiría distracciones, prepararía nuestra respiración y redistribuiría la sangre de todos nuestros vasos para que llegara a donde puede ser más necesaria en esa situación, subiría la tensión en las arterias, etc. En esta preparación para el estrés, la piel es considerada secundaria y recibe menos sangre. Esto es lógico, adecuado y fisiológico para situaciones puntuales. Pero si vivimos demasiado estrés, demasiado tiempo, esos mecanismos tienden a perpetuarse. De modo que puede llegar el momento en que nuestro estar habitual sea el de un organismo con cambios adaptativos perjudiciales por ser mantenidos y entre otras cosas, por ejemplo con nuestro corazón

---

[9] (Hawkins, 2014)

demasiado rápido, nuestro cuerpo demasiado tenso y nuestra piel con menos riego del que debería tener.

El estímulo que nos estresa puede ser tanto interno como externo, así como mental, emocional o físico. Además, es totalmente subjetivo, cada persona lo experimenta de una manera. Cualquier situación o pensamiento puede ser motivo de estrés. Claramente hay situaciones que estresan a todo el mundo y cosas que relajan a todo el mundo, pero hay una serie de situaciones "intermedias" que serán más o menos estresantes para cada persona de modo que autoconocerse y reconocer cual nuestro "mapa personal de situaciones estresantes" nos permitirá poder adaptarnos mejor, evitar estas situaciones y modular nuestra respuesta.

A mí personalmente me estresaba la sensación de no tenerlo todo bajo control, el no saber qué va a pasar mañana, no tenerlo todo planificado, dejar cosas al azar y las discusiones en pareja.

Desde que he comprendido que nada está bajo mi control y que discutir ya no es no es una forma de comunicación para mí, estoy mucho más guapa.

Sostener altos niveles de estrés en el tiempo lleva a nuestro organismo a producir un exceso de cortisol, conocido como "la hormona del estrés" y con ello a desequilibrar nuestro sistema hormonal.

"El estrés es producto de la presión acumulada por los sentimientos reprimidos y suprimidos. La presión busca alivio, y así los acontecimientos externos solo desencadenan lo que hemos estado guardando, tanto consiente como inconscientemente. La energía de los sentimientos bloqueados emerge de nuevo en el sistema nervioso autónomo, causando cambios patológicos que provocan la enfermedad".[10]

Problemas como acné, eczema, diabetes, obesidad, presión arterial alta, insuficiencia cardíaca, depresión, problemas menstruales y problemas para dormir, están directamente relacionados y afectados por el estrés.[11]

De todos los daños que causa el estrés en nuestro organismo, que son muchos, voy a limitarme a contarte los efectos que se reflejan de forma directa en nuestra dermis.

Este desequilibrio nos afecta de forma muy visible y provoca estos típicos signos en tu piel:

---

[10] (Hawkins 2014)

[11] (MEDLINEPLUS, 2020)

Envejecimiento prematuro:

Los efectos del estrés no te hacen ser más mayor, pero si parecerlo. Produce un envejecimiento más acelerado que el que produciría el paso del tiempo.

Los altos niveles de cortisol intervienen en la descomposición del colágeno y elastina a un ritmo más rápido del natural. Esto favorece la aparición de líneas de expresión y arrugas.

Pérdida de luminosidad:

Nuestra piel pierde su brillo debido a la ralentización del flujo sanguíneo que se produce cuando el corazón tiene que bombear más sangre para poder hacer frente al estado de estrés en el que se encuentra nuestro organismo. Esto tiene como consecuencia que no le lleguen a nuestra piel los nutrientes necesarios a través de la sangre, ya que se acumulan en los músculos porque vivimos con más tensión.

Flacidez y descolgamiento facial:

La ralentización del flujo sanguíneo hace que nuestra dermis no reciba la cantidad de hidratación y nutrientes que debería[12] junto con la pérdida

---

[12] (ELSEVIER)

de colágeno por el paso del tiempo, hace que perdamos firmeza en nuestra piel.

Nuestra piel deja de tener ese aspecto saludable, hidratado y terso.

Enrojecimiento y acné:

Como consecuencia de una respuesta de tipo inflamatorio de la piel que se produce por el estrés emocional, pueden aparecer enrojecimiento en nuestra piel y/o acné aunque ya no estemos en plena adolescencia. La inflamación hace que los poros de la piel se obstruyan.

Deshidratación:

De nuevo, debido a la ralentización de la circulación sanguínea que comentamos anteriormente, nuestra piel se deshidrata. Los nutrientes que mantienen húmeda nuestra dermis escasean y el agua se evapora con más facilidad. Esto favorece la destrucción de la barrera hidrolipídica que tiene como función mantener el nivel adecuado de hidratación que necesita la piel. Es un desencadenante directo de la aparición de arrugas.

Bolsas y ojeras:

El estrés unido a la falta de descanso y a algunos malos hábitos conlleva una acumulación de líquido debajo de los ojos, la formación de bolsas y que la piel se torne de un color violáceo a ese nivel. En este caso también existe un fuerte componente genético.

"No hay mejor cosmético que la paz interior"

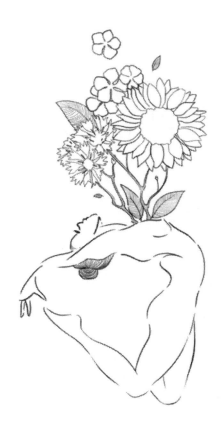

LIBERA A LA PRINCESA QUE LLEVAS DENTRO

De lo que no te gusta, cambia lo que puedas cambiar, y lo que no, asúmelo. Acéptate. Quiérete. No hay nada más sexy que una mujer segura de sí misma.

"LA BELLEZA, ENTRE OTRAS COSAS, ES CUESTIÓN DE ACTITUD."

El mundo de la cosmética se ha vuelto cada vez más complejo y sofisticado, se utilizan fórmulas demasiado complejas y manipuladas creadas con el fin de lucrarse más. Si lo piensas bien, si la publicidad se basara en resaltar el estado natural de la mujer, amándose a sí misma tal y como es, no habría nada que vender.

Las empresas, a través de la publicidad, intentan que queramos aspirar a ser mujeres que no son reales, un canon de belleza inalcanzable que no se corresponde con la naturaleza humana.

La industria intenta generar consumidoras de productos de por vida. Primero les intenta crear una falsa necesidad relativa al nivel de belleza y posteriormente se le vende un producto que por ineficacia tendrá que seguir comprando siempre.

¿Qué pasa con esto? Que vivimos con una sensación permanente de frustración e insatisfacción. Los anuncios están exquisitamente diseñados para apelar a nuestro subconsciente, a nuestros miedos y deseos más profundos.

Créeme, sé de lo que te hablo. Mi formación en neuromarketing y psicología del consumidor me abrió mucho los ojos. Y ante esto todos estamos indefensos, por lo que recomiendo ver menos la televisión y redes sociales como táctica de defensa.

Ahora tienes la posibilidad de elaborar tus propios cosméticos naturales. Los productos que crearás cubrirán tus necesidades con un alcance más allá del plano físico, ya que alguna de las materias primas que utilizamos, actúan también a nivel mental y emocional.

Te voy a contar cómo poder hacerlo a lo largo del libro. Como anticipo te propongo como estrategias necesarias para mejorar la salud de nuestra piel algunos consejos:

- Evita identificarte con modelos de belleza ajenos a ti, impuestos externamente que no son coherentes con lo que realmente tú eres y quieres ser. Sé crítica con todos los mensajes publicitarios que te intenten conducir por un sendero de consumo ineficaz, permanente de productos sintéticos con los inconvenientes que esto tiene.

- Observa tu piel, cómo es y cómo responde, qué necesita y qué te dice.

- Escucha tus emociones, esas emociones que están no sólo debajo de tu piel, sino dentro de ella. Reconócelas y sobre todo, no te las niegues a ti misma.

- Aprende a escucharte, a reconocer cómo te encuentras. A gestionar el estrés, la ansiedad y todas aquellas emociones que nos sacan de nuestro centro.

- Aplica cosmética natural de alta calidad, con origen natural, de elaboración personal e intención individual o ya elaborada.

"Ama y protege todo
lo que te rodea,
comenzando por ti misma"

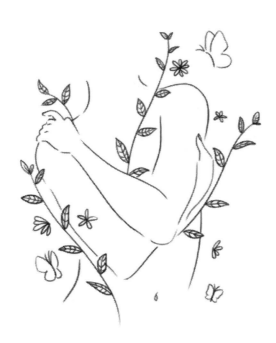

CAPÍTULO 3.

LA PIEL
ES EL REFLEJO
DEL ALMA

LA PIEL ES EL REFLEJO DEL ALMA

LA PIEL COMO ÓRGANO DE EXPRESIÓN

¿Te has parado a mirar qué te está contando tu piel?

Nuestra piel es el reflejo de cómo nos encontramos física y emocionalmente.

Es fundamental **observar** el **estado** de la **piel** puesto que nos indica no solo el estado físico de la persona, sino su estado psíquico, como si fuera un holograma que **nos muestra qué está pasando** en capas más profundas de la persona.

La piel nos delimita del exterior y de esa manera nos hace individuales. A través de la piel tomamos contacto físico con el entorno y con el resto de los seres humanos.

Desde el punto de vista emocional, la piel tiene relación directa con el modo de relacionarnos con el exterior. Así también, con la valoración y la imagen que tenemos de nosotros mismos.

Una piel sudorosa puede indicar que la persona se encuentra insegura, de la misma manera que si se ruboriza puede ser signo de timidez, vergüenza o excitación. Una piel pálida además de indicarnos que puede existir una anemia puede manifestar un estado de miedo de la persona o momentos de angustia. Cuando entramos en cólera, a menudo, nuestra piel se torna roja. Una piel fina y delicada será reflejo de una persona muy sensible. Una piel áspera, con varias capas, será reflejo de una capa de protección contra el mundo.

A título personal puedo decir que he experimentado en mis propias carnes cómo mi piel ha reflejado mi manera de relacionarme con los demás y conmigo misma. Por supuesto que de eso soy consciente ahora, después de muchos años de autoobservación, desesperación y búsqueda continua, tras probar muchas cremas, medicamentos, tratamientos cosméticos y terapias con el fin de mejorar mi piel.

Desde los 18 años sufrí acné adulto y ha persistido hasta hace no demasiado. Y aunque puede parecer algo superficial, para mí en ese momento no lo era. Me hacía sentir incómoda e insegura de mí misma. Me di cuenta de que he pasado mucho tiempo viviendo pendiente de la valoración de los demás y queriendo complacer al otro por miedo a ser rechazada.

Quizá las personas que somos especialmente sensibles y perceptivas, a veces sentimos que tenemos que protegernos del mundo sin darnos cuenta y puede que el acné fuera mi mecanismo de defensa para alejar a los demás por temor a que me hicieran daño o me minusvaloraran. En esa época aún creía que los factores externos o las personas de mi entorno tenían esa capacidad de perjudicarme.

Hoy ya me percibo con claridad y soy capaz de reconocer por mí misma mi valía. Ya no le entrego mi poder a nadie, ya me he reconocido, ya soy libre para ser. Para ser yo.

"LA BELLEZA EMPIEZA EN LA AUTO-ESTIMA."

La cosmética aplicada de manera externa, debe considerarse sólo un complemento más de un trabajo de interiorización más profundo, que ayude a la persona a encontrar su propio equilibrio emocional.

Por otro lado, las Sales Bioinorgánicas Yatroquímicas de preparación Spagyríca, del laboratorio Heliosar, que comentábamos en un apartado anterior, también nos ayudan a adquirir consciencia de qué procesos nos están llevando a enfermar a la vez que obtenemos la fuerza necesaria para llevar a cabo un cambio vital. Prometo que no me tienen contratada para hacer publicidad, aunque deberían planteárselo. Es por puro amor a lo que hacen y cómo lo hacen.

Existen terapias reflejas que parten del principio de que hay una relación entre determinadas zonas de la piel y afectaciones o enfermedades a niveles más internos, como si lo interno se proyectara o se representara externamente en piel. Así si estimulo sobre la piel la zona que corresponde a ese órgano, mejoraría la afección. Por ejemplo, reflexoterapia plantar o facial, aplicación de ventosas, audiopuntura, etc.

Ni duda cabe de que **de lo visible podemos deducir lo invisible**. De igual modo que cuando observamos y analizamos el hábitat de una persona somos capaces de deducir características de su personalidad y estado emocional.

Jung demostró en sus "experimentos asociativos" que la piel de una persona cambia constantemente su conductividad eléctrica (llamada PGR o ESR), dependiendo de su estado anímico. Lo cual es objetivable.[13]

No se trata de manipular artificialmente el aspecto externo de **la piel** de manera engañosa con cosméticos, sino solo de mantenerla saludable permitiendo en cada momento que sea una **ventana a través de la cual nos miremos sinceramente y nos veamos.**

Una de las cosas más difíciles es quererse a uno mismo. Muchas veces creemos que nos gustamos, pero en realidad estamos constantemente tratando de modificar nuestra imagen.

Considero que el objetivo del ser humano en esta existencia es la evolución espiritual. Esto conlleva un autoconocimiento profundo y continuo sin siquiera garantía de que se llegue a alcanzar.

---

[13] (Dethlefsen, 1997)

Por lo tanto, sin esto, desde mi parecer, la cosmética es sólo eso, cosmética. **Aboguemos por una cosmética CONSCIENTE y con PROPÓSITO.**

Múltiples frases de la sabiduría popular constatan ya este conocimiento de que la piel del individuo nos está mostrando aspectos de su psique. Por ejemplo, "tener la piel fina", hace referencia a una persona muy sensible. Así como una persona con "el pellejo duro" es una persona que se muestra fuerte y con una coraza exterior.

Cualquier agresión a nuestra piel, ya sea desde el interior (abscesos, erupciones) o desde el exterior (heridas, intervenciones quirúrgicas), rompen nuestra integridad.

LA PIEL Y SU ESTRUCTURA

Sabido es que **la piel** es el **órgano más grande** del **ser humano** representado una sexta parte de su peso corporal. Su estructura se divide en tres capas. La capa superficial o epidermis, la capa profunda o dermis y el tejido subcutáneo.[14]

Es la epidermis la que nos separa del mundo exterior a modo de capa protectora. Está dividida a su vez en cinco capas diferentes.

La dermis es la capa más gruesa y está constituida principalmente por fibras elásticas y colágeno. Numerosos vasos sanguíneos se encargan de nutrir a la epidermis y cuenta también con los vasos linfáticos, múltiples terminaciones nerviosas, los órganos del sentido del tacto y receptores que captan la sensación de frío y calor.

Es en la dermis profunda donde se localizan los órganos anexos de la piel, como las glándulas sebáceas, los folículos pilosos y las glándulas sudoríparas. Por debajo se encuentra el tejido subcutáneo constituido por una especie de celdillas de tejido conectivo compuestas de fibras de colágeno. Estas celdillas están rellenas de células adiposas.

---

[14] (García, 1987)

LA PIEL Y SUS FUNCIONES

Función protectora:

Especialmente a través de la epidermis, gracias a su película hidrolipídica y al manto protector ácido que cubren a la epidermis. Ésta se mantiene lisa y elástica. Se renueva constantemente, es impermeable y dificulta la penetración de sustancias hidrosolubles en la piel a la vez que impide su desecación.

Función termorreguladora:

El sistema vascular y las glándulas sudoríparas permiten que el interior del organismo tenga una temperatura central estable porque el calor es irradiado al exterior a través de la piel.

Función metabólica y glandular:

Se lleva a cabo especialmente en la dermis y en el tejido celular subcutáneo. Como por ejemplo la síntesis de colesterol, vitamina D y la conversión de los hidratos de carbono en grasa y viceversa.[15]

---

[15] (SOCIEDAD ESPAÑOLA DE MEDICINA GENERAL)

Función sensorial:

Diversos corpúsculos nerviosos en distintas capas de la piel captan estímulos como la presión, vibración, dolor y temperatura.

¿QUÉ TIPO DE PIEL TENGO?

Para poder elaborar nuestros productos de forma personalizada, primero debemos conocer nuestra piel.

Cuando formulamos nuestros propios cosméticos de belleza o productos de higiene, debemos tener en cuenta cómo nos encontramos, en qué estado se encuentra nuestra piel y sus características.

Existen diferentes criterios para clasificar los tipos de piel. En esta ocasión lo hacemos en función de la secreción sebácea, es decir, de grasa. Esto depende de varios factores, de la zona del cuerpo, de la edad, del sexo y factores ambientales.

Nuestra piel va cambiando según nuestros hábitos, nuestra dieta, el clima, la polución del ambiente y nuestras características genéticas.

Por lo tanto, la información que te facilito a continuación es una mera orientación, ya que cada individuo es un mundo.

A lo largo del libro podrás encontrar información sobre qué tipo de materias primas utilizar en función de tu tipo de piel.

Piel seca:

Textura áspera, fina, aspecto mate, sin brillo, con tendencia a descamarse, sin impurezas, poros no visibles, completamente cerrados, con tendencia a la aparición de arrugas.

Piel normal:

Textura uniforme, fina, suave y aterciopelada. Lisa, elástica, flexible, bien hidratada, poros pequeños y cerrados. Impurezas de forma puntual.

Piel mixta:

Textura irregular, poros dilatados en nariz, frente y mejillas bajo los ojos, zona de más producción de grasa en la llamada zona "T" (Frente, nariz y barbilla).

Piel grasa:

Textura gruesa, húmeda, brillante, poros dilatados, poca tendencia a aparición de arrugas, tendencia a que aparezcan puntos negros e impurezas.

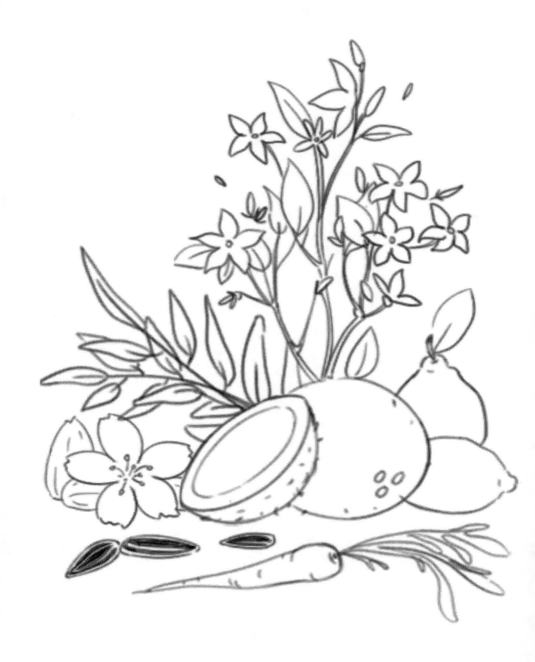

CAPÍTULO 4.

CÓMO CUIDARME Y NO ENVENENARME EN EL INTENTO

CÓMO CUIDARME Y NO ENVENENARME EN EL INTENTO

QUÉ SON LOS DISRUPTORES ENDOCRINOS Y CÓMO EVITARLOS

Mi objetivo con este apartado no es profundizar en todo lo que a los disruptores endocrinos respecta. Habría que escribir otro libro sólo para este tema.

La intención es que tomes consciencia de hasta qué punto es importante que prestemos atención plena a cómo y con qué nos cuidamos.

Se trata de tener más información y, con ello, más libertad. Libertad es tener la capacidad de elegir. Cuanta más información disponemos, más libertad tenemos.

Los disruptores endocrinos son considerados sustancias químicas que se utilizan con diferentes fines y que solemos encontrar en la formulación de productos como cosméticos, alimentos, agua, bebidas, productos de hogar, bricolaje, pesticidas, productos de higiene personal, textiles, juguetes y plásticos.

Estas sustancias se relacionan con el desequilibrio de nuestro sistema hormonal y con ello el de todo el organismo. Tienen la capacidad de alterar el desarrollo embrionario y fetal. Por lo que pueden provocar efectos adversos sobre la salud de nuestro organismo y en la de nuestra descendencia.[16]

El sistema endocrino es el encargado de regular funciones vitales. De modo muy simple y gráfico podríamos decir que es una compleja red de mensajeros que transportan órdenes a todo el organismo a muchos niveles y que se regulan entre sí. Una hormona activa, es decir "lleva un mensaje" a muchos órganos y éste ejecutará la orden en función de su actividad específica haciendo que se pongan en marcha (o se inhiban) sobre todo procesos metabólicos y también otros procesos vinculados con el desarrollo, el crecimiento, la reproducción, etc.

El problema de los disruptores proviene de que existe un desfase entre la ingente cantidad de sustancias sintéticas con las que tenemos que convivir y que entran en interacción con nosotros en el tipo de vida que llevamos en el primer mundo. Nuestro organismo no tiene ni tiempo ni capacidad para adaptarse a tanta sustancia sintética que sobrepasa los mecanismos naturales adaptativos a nuevos estímulos.

Por ese motivo podría ocurrir que "confunda" alguna de esas sustancias o no la neutralice y su presencia puede ser interpretada como una

---

[16] (Olea, 2019)

"pseudohormona" que ponga en marcha, inhiba o distorsione procesos metabólicos y endocrinos.

La cosmética natural es una alternativa para disminuir el número de sustancias sintéticas que entran en contacto con nosotros. Solo aplicaremos a nuestra piel sustancias naturales que nuestro organismo pueda reconocer, tratar y metabolizar adecuadamente.

"La mayoría de los productos químicos que se utilizan hoy en día en el mercado nunca han sido probados para detectar sus propiedades endocrinas" comenta el Dr. Olea en su magnífico libro: Libérate de Tóxicos.

Además, las investigaciones llevadas a cabo durante los últimos años han alertado sobre "la toxicidad de la mezcla", también conocido como "efecto cóctel". [17] ¿Qué quiere decir esto? Quiere decir que la mayoría de los estudios toxicológicos en los que se basan la industria, analizan cada contaminante analizan de forma aislada. El problema es que este criterio no es realista. Ya que nos encontramos expuestos a muchísimas pequeñas cantidades de sustancias que podrían ser disruptores endocrinos, que interactúan entre sí, produciendo un efecto sinérgico o multiplicador que presenta mayores efectos a los de los contaminantes por separado.

---

[17] (LIBRESDECONTAMIINANTESHORMONALES, 2016)

El principal problema es que como consumidores estamos expuestos e indefensos. Por lo que optar por elaborar tus propios productos de belleza, de hogar y de cocina, es una opción muy interesante. Te permite tener mayor control sobre lo que consumes y como resultado, de tu salud.

La idea no es vivir con miedo ni obsesionarse, pero sí darle la importancia que tiene.

TÓXICOS A EVITAR

Solemos tener por costumbre comprar productos sin siquiera pararnos a ver qué elementos lo componen. Confiamos ciegamente en que, si algo está en el estante de un supermercado, es porque ni mucho menos es nocivo para nosotros. Pues estamos equivocados.

Son muchísimos los ingredientes que no nos benefician en nada y además pueden perjudicar nuestra salud a largo plazo. Es imposible conocerlos todos y tampoco debemos llegar a obsesionarnos, simplemente deberíamos tratar de ser más conscientes de lo que usamos y actuar en consecuencia.

Las sustancias que componen un producto cosmético se recogen en un listado creado en Estados Unidos en los años 80, que también se acoge a la normativa europea, llamado INCI (Nomenclatura Internacional de Ingredientes Cosméticos).

Según constata Greenpeace se está produciendo una dispersión de estas sustancias tóxicas de forma descontrolada. Entre otras cosas son sustancias que, al encontrarse en el organismo humano, también se detectan en la leche materna, en la sangre del cordón umbilical, lo cual hace que pudiéramos dañar a nuestros bebés incluso antes de nacer.

A continuación, te nombro brevemente algunos de los ingredientes más comunes para que no enloquezcas intentando conocerlos todos. Ya te digo que es imposible.

Si decides no cambiar tus hábitos de cuidado e higiene personal todos de golpe, deja por favor de usar al menos desodorantes convencionales, desodorantes antitranspirantes y productos solares químicos. Son los productos que más sustancias tóxicas y perjudiciales contienen para nosotros.

En el caso de los desodorantes detectamos ingredientes que podrían actuar como potentes disruptores endocrinos y neurotóxicos como parabenos, triclosán y clorhidrato de aluminio, entre otros. Este tipo de sustancias se relacionan con el desarrollo de cáncer de mama[18].

Entre los antitranspirantes, el clorhidrato de aluminio es un fuerte desodorante y antitranspirante. El aluminio es el que tiene la función de taponar los poros para evitar la sudoración. El sudor que producimos ya no sale al exterior, sino que se queda estancado. Lo cual, ¡es una locura!, pues la sudoración es un mecanismo imprescindible del organismo para eliminar toxinas. ¿Qué pasa si no las eliminamos? Pues que se quedan dentro de nuestro cuerpo.
Tengo familiares cercanos a los que el uso de desodorantes les ha causado problemas de salud.

---

[18] (PUBMED, 2005)

Con respecto a los productos solares, evita aquellos que contengan filtros ultravioletas que se relacionan de forma directa con la disrupción endocrina. Son aquellos basados en benzofenonas, canfenos y oxicinamatos.[19] Más abajo puedes encontrar los nombres con los que aparecen en el INCI.

¿Has pensado alguna vez en la de kilos y kilos de productos solares que acaban en el mar? Un daño colateral del uso de estas sustancias químicas es el efecto dañino que causan en el medio marino, donde seres vivos como peces, algas y los corales se ven gravemente afectados. El 25 de junio de 2020 fue aprobada una ley en las Islas Vírgenes de EEUU que prohíbe el uso de productos solares que contengan productos químicos como la oxibenzona, octocrileno y el octinoxato. [20]Porque ya se ha demostrado que suponen una amenaza existencial para los arrecifes de coral y otros ecosistemas marinos.

Elige cremas que se fabriquen con filtros físicos como óxido de zinc y dióxido de titanio.

La cosmética natural te da la oportunidad de crearte hasta tu propio desodorante y protector solar libre de tóxicos.

---

[19] (PUBMED, 2016)

[20] (MONGABAY, 2020)

Si necesitas más información o recomendaciones a la hora de comprar productos elaborados, o quieres aprender a elaborar tus propios desodorantes y productos solares, no dudes en contactarme. Te ayudaré encantada: www.tatianamoreno.com

LISTADO DE SUSTANCIAS A EVITAR

Ftalatos:

Son un conjunto de más de 80 compuestos químicos utilizados por muchas industrias como plastificadores para aportar flexibilidad y elasticidad. Son los plastificantes más utilizados en el mundo.

A continuación detallo algunos otros ftalatos que hay en el mercado:

- *El único autorizado en Europa es el Diethyl phthalate (dietilftalto, DEP). También puede aparecer camuflado bajo el nombre de parfum o fragance, en cuyo caso, no podrás identificarlo.
- Butildecilftalato o BDP
- Diunddecilftalato o DUP
- Dibutilftalato o DBP
- Dietilexiloftalato o DEHP
- Butilbenziftalato o BBP

Parabenos:

- Butylparaben o E-209
- Ethylparaben o E-214
- Methylparaben o E-218
- Propylparaben o E-216

Glicol éter fenoxyetanol

Filtros ultravioletas que contengan: Benzofenonas, canfenos y oxicinamatos:

- Benzophenone
- Oxybenzone
- Ethylhexyl
- Methoxycinnamate
- 4-Methylbenzylidene Camphor

Siliconas:

- Cyclopentasiloxane

Parafinas:

- Parafina
- Aceite mineral
- Petrolatum
- Petroleum
- Paraffinum
- Paraffinum liquidum
- Glicol propileno
- Vaselina

Formaldehido y sus liberadores:

- Aldioxa
- Alcloxa
- Bronopol
- Bronosol
- Diazolidinyl urea

- Imidazolidinyl urea
- Polyoxymethylene urea
- Imidazolidinyl-urea
- 2-Bromo-2-nitropropane-1
- 3-diol, 5-bromo-5-nitro1
- 3-dioxane
- Methenamine
- Sodium hydroxymethylglycinate
- Dmdm hydantoin
- Quaternium-15
- Onyxide 500
- Dimethyl oxazolidine

Aluminio:

- Aluminium

Mercurio:

- Merthiolate
- Timerosal

Parfum:

- Detrás de la palabra "Parfum" o "Fragance" se incluyen más de 3.000 compuestos diferentes, que suelen ser muy alergénicos.

Buthylhidroxyanisol BHA(este también aparece a menudo como frangance o parfum)

CAPÍTULO 5.

APRENDIENDO
A COMPRAR

APRENDIENDO A COMPRAR

CÓMO LEER ETIQUETAS

Si observas la etiqueta que encontramos en la parte trasera del producto podrás encontrar su composición. Los ingredientes aparecen en orden en función de la cantidad que contiene el producto. Es decir, si el primer ingrediente que aparece es agua, la mayor parte del producto es agua. Esto te orienta con respecto a la cantidad de principio activo que lleva el envase. Si el último ingrediente que aparece es polvo de rosas, ya sabes que lleva bien poquito.

¡Importante! A la hora de comprar comprueba muy bien que el producto contiene lo que crees que estás comprando. A menudo utilizan la palabra "natural" y "bio" en la etiqueta del envase, no siendo así.

Recientemente me regalaron con toda la ilusión un protector labial "natural" de farmacia. Ponía bien grande: "Cosmética natural". Le di la vuelta al envase y el primer ingrediente que contenía: "Paraffinum liquidum", es decir, petróleo. Si no llego a percatarme de ello, seguiría usando la barra de labios creyendo que estoy aplicando un producto natural en mi boca.

No es difícil encontrar productos como los aceites esenciales o vegetales adulterados mezclados con un derivado de aceite de oliva, el escualeno, con el fin de abaratar el coste de su producción. No pasa nada por el hecho de que lleve escualeno, el problema es que me compre un aceite de lavanda, pagando por un producto puro y creyendo que es eso, lavanda.

Huye de los aceites muy baratos. Puede ser un indicador de que no es de calidad o no es puro. Para que te hagas una idea, para hacer 1 kilo de aceite esencial de Rosa Damascena, se necesitan 4 toneladas de rosa, para 1 litro de aceite esencial de lavanda, 130 kilos de flor de lavanda.

Otro consejo importante es que no confundas la palabra esencia aromática con aceite esencial. Las esencias aromáticas sólo recrean un aroma. Huelen como los aceites esenciales, pero sin sus propiedades. Se elaboran a través de la síntesis de productos químicos en laboratorios. Son mucho más económicas.

Con respecto a las mantecas vegetales es importante que tengas en cuenta lo siguiente: las mantecas puedes encontrarlas "refinadas" y "sin refinar". La que recomiendo que adquieras es la que está "sin refinar". Esto significa que no ha sido sometida a un proceso de filtración con productos químicos o disolventes. Se utilizan este tipo de sistemas de filtrado con el objetivo de modificar el color, el aroma y la textura de las mantecas.

¿Qué nos dice la etiqueta?

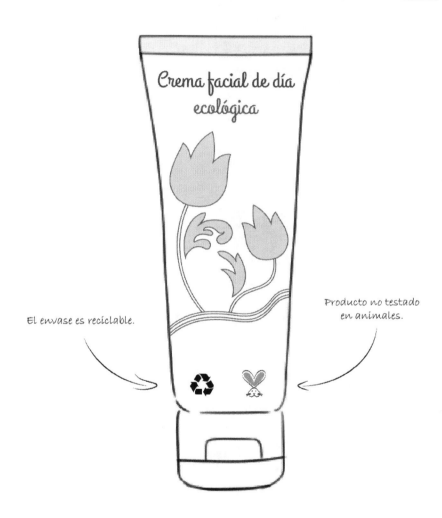

Crema facial de día ecológica

El envase es reciclable.

Producto no testado en animales.

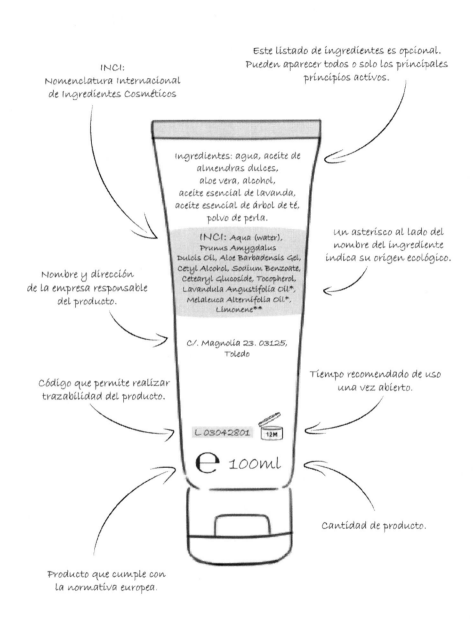

INCI:
Nomenclatura Internacional
de Ingredientes Cosméticos

Este listado de ingredientes es opcional.
Pueden aparecer todos o solo los principales
principios activos.

Ingredientes: agua, aceite de
almendras dulces,
aloe vera, alcohol,
aceite esencial de lavanda,
aceite esencial de árbol de té,
polvo de perla.

INCI: Aqua (water),
Prunus Amygdalus
Dulcis Oil, Aloe Barbadensis Gel,
Cetyl Alcohol, Sodium Benzoate,
Cetearyl Glucoside, Tocopherol,
Lavandula Angustifolia Oil*,
Melaleuca Alternifolia Oil*,
Limonene**

Un asterisco al lado del
nombre del ingrediente
indica su origen ecológico.

Nombre y dirección
de la empresa responsable
del producto.

C/. Magnolia 23. 03125,
Toledo

Tiempo recomendado de uso
una vez abierto.

Código que permite realizar
trazabilidad del producto.

L 03042801   12M

e 100ml

Cantidad de producto.

Producto que cumple con
la normativa europea.

SELLOS ECOLÓGICOS

Es fundamental que tanto si compramos materias primas, como si adquirimos productos ya elaborados, nos aseguremos de que la calidad sea excelente. Nuestro cuerpo lo merece. No sólo por evitar el consumo de sustancias químicas, pesticidas, etc. si no por la efectividad del producto en nuestra piel.

Busca un proveedor de confianza. Si necesitas ayuda con esto puedes escribirme y yo te puedo recomendar algunas marcas que conozco muy bien. A día de hoy no hay una normativa legal creada específicamente para regular la cosmética natural como tal.

En este apartado puedes encontrar algunos de los diferentes sellos que certifican que los ingredientes son de origen orgánico. Aunque existen numerosas entidades certificadoras, te expongo las más conocidas hasta el momento para que puedas orientarte. Así podrás tener un mayor criterio a la hora de comprar tanto producto terminado como materias primas.

Has de saber que un producto terminado se considera como cosmético natural si contiene al menos un 95% de ingredientes de origen natural. Por lo tanto, si quieres que tus cosméticos sean 100% naturales y estar segura de que es así, nada mejor que hacerlos tú a partir de ingredientes naturales.

SELLOS ECOLÓGICOS

Usda Organic
(EEUU)

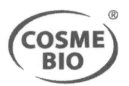

Cosmebio
(Francia)

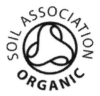

Soil Association
Organic
(Reino Unido)

Agricultura Ecológica
Europea

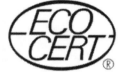

Ecocert
(Francia)

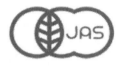

Agricultura ecológica
(Japón)

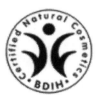

BDIH
(Alemania)

CAPÍTULO 6.

¿QUÉ NECESITO PARA ELABORAR MIS PROPIOS PRODUCTOS DE CUIDADO PERSONAL?

¿QUÉ NECESITO PARA ELABORAR MIS PROPIOS PRODUCTOS DE CUIDADO PERSONAL?

UTENSILIOS

Una de las ventajas de realizar cosmética natural de forma casera es que tanto los ingredientes como los utensilios necesarios son fáciles de adquirir o incluso de encontrar por casa.

Evitaremos, siempre que podamos, utilizar utensilios de plástico y/o metal para no alterar los productos.

Necesitaremos:

- o Medidores de mililitros
- o Un colador
- o Olla
- o Una báscula de precisión
- o Una batidora/Varillas para batir
- o Cuchara de madera pequeña y grande
- o Recipientes de cristal o cerámicos resistentes al calor
- o Envases y etiquetas

MATERIAS PRIMAS

Para elaborar nuestra cosmética natural contamos con distintas materias primas.

Con estos regalos de la Naturaleza puedes fabricar tus propios cosméticos, productos de higiene personal, perfumes, ambientadores, jabones, productos de limpieza del hogar e incluso sirven para cocinar.

Existen infinidad de ingredientes que se utilizan en la cosmética natural. En este libro he hecho una clasificación que considero te facilitará tu comienzo en ella.

Aceites esenciales:

El aceite esencial es un **compuesto aromático volátil.** Es un extracto vegetal **muy concentrado** y requiere de una correcta utilización. Se localiza en diferentes partes de una planta: en los tallos, las flores, las hojas, la madera, las raíces o las semillas.

Los **aceites esenciales** son **utilizados en** ámbitos como el de la **alimentación**, la **cosmética,** la **aromaterapia**, **productos industriales**, la **perfumería**, etc.

Para que te hagas una idea de la potencia que tiene un aceite esencial y lo concentrado que es, como contaba mi maestro y amigo Héctor en sus ponencias, 3 gotas de aceite esencial de limón equivalen a 54 limones exprimidos y 2 gotas de aceite esencial de raíz de valeriana equivalen a 75 saquitos de infusión de valeriana.

Debido a su concentración utilizamos cantidades pequeñas y **solemos diluirlo** en aceites vegetales o mantecas **para evitar posibles reacciones** en la piel como irritación, fotoxicidad o sensibilización. Así también para evitar la toxicidad sistémica, como fetotoxicidad, hepatotoxicidad, carcinogenicidad y neurotoxicidad

Se debe tener especial cuidado a la hora de su manejo. Cada aceite tiene un perfil químico diferente, así como distintos métodos de aplicación, uso y precaución.

También hay que tener presente que algunos aceites esenciales son fotosensibilizantes, es decir, que pueden provocar pigmentación y sensibilidad de la piel a luz solar. Esto puede pasar con aceites como los cítricos, tales como pomelo, naranja, mandarina, limón, lima y la verbena. Es recomendable hacer uso de ellos en la noche o cuando no nos vaya a dar el sol. El aceite vegetal de hipérico y la rosa mosqueta también son fotosensibilizantes.

Infórmate bien sobre las características de cada aceite y los alérgenos que se encuentren en su composición.

 Es **recomendable hacer una primera prueba para evitar reacciones alérgicas**. Es tan sencillo como aplicar una gotita en el pliegue de tu codo y esperar 24 horas para ver si te produce una reacción en la piel.

También has tener en cuenta que hay aceites esenciales no recomendados durante el embarazo. Asegúrate antes de utilizar un aceite que no conozcas si es apto o no para mujeres embarazadas.

Para obtener los aceites esenciales se utilizan diferentes métodos de extracción:

- Destilación por vapor de agua
- Maceración
- Prensado en frío
- Extracción mediante disolventes.

La utilización de los **aceites esenciales actúa a diferentes niveles**.

A nivel físico, son productos con numerosas propiedades antibióticas, antivíricas, antisépticas, antiinflamatorias, anticancerígenas, calmantes, estimulantes, cicatrizantes, fungicidas, analgésicas, ansiolíticas, antibacterianas, etc.

Desde un punto de vista psicoemocional, también **ayuda** a que el **individuo** encuentre el **equilibrio** a nivel **mental** y **emocional**, además del **físico**. Permiten equilibrar estados de ánimo, emociones, tendencias de pensamientos y comportamentales. [21]

El ser humanos es un organismo electromagnético. Las emociones, los pensamientos, la música, la luz, los alimentos, los colores, afectan al nivel de frecuencia vibratoria del individuo.

---

[21] (Tisserand, 2016)

El poder de los aromas de influir tanto a nivel mental como físico es algo que se ha ido investigando y constatando a lo largo de la historia hasta hoy día.

Eso si, asegúrate de adquirir aceites esenciales puros, sin aditivos químicos añadidos.

Tal y como asevera Robert Tisserand en *"El arte de la aromaterapia"*, las sustancias sintéticas o inorgánicas no contienen ninguna "fuerza vital"; no son dinámicas. Todas están hechas de sustancias químicas, pero las orgánicas son como **los aceites esenciales** cuya estructura solo puede crearla la madre naturaleza. **Tienen fuerza vital**, un impulso adicional que únicamente puede hallarse en las cosas vivas. [22]

En cosmética natural contamos con materias primas realmente maravillosas. La Naturaleza es extraordinaria. Y la posibilidad de crear productos que actúen tanto a nivel físico como a nivel mental y emocional me parece fascinante. ¿No te lo parece a ti? No sólo estamos cuidando nuestra piel, estamos aplicando aromaterapia.

Y es que el sentido del **olfato conecta** directamente **con las emociones, provocando respuestas poderosas e inmediatas**. A menudo un aroma es más evocador que cualquier imagen o sonido. Esa es una de las principales bases de la aromaterapia.

---

[22] (Tisserand, 2016)

Estímulos olfativos concretos provocan que el cerebro incremente la secreción de determinadas sustancias, lo que está en la base de su eficacia. Como ejemplo podemos decir, que el oler aceite esencial de lavanda hace que se liberen activos relajantes para el sistema nervioso, los olores cítricos como la naranja dulce o la mandarina aportan vitalidad, etc.

Los aromas evocan emociones y se vinculan a funciones básicas del cerebro primitivo. Cada aroma tiene un efecto o conjunto de efectos en función de su capacidad de generar emociones.

La acción de un aroma se desarrolla a nivel consciente e inconsciente.

La información de las moléculas aromáticas se envía en forma de impulsos electroquímicos, a través de las fibras nerviosas, al bulbo olfatorio, una parte del cerebro que se prolonga hasta la nariz.

El sistema límbico es un conjunto de estructuras cerebrales interconectadas entre sí. Se relaciona con nuestros impulsos instintivos como emoción, intuición, memoria, creatividad, hambre, sed, pautas de sueño, conducta sexual, etc. A través del sistema límbico estimulan el hipotálamo y la glándula pituitaria, lo que origina una serie de reacciones en el sistema nervioso central y en todo el sistema endocrino (hormonas). Mediante este mecanismo podemos decir que cualquier proceso que envíe impulsos al cerebro es capaz de provocar diversos efectos sobre el cuerpo y sobre la mente. En este argumento se basa todo el concepto de la aromaterapia.

Es evidente que si tienes falta de energía, fatiga o agotamiento quizá tu cuerpo te esté dando señales de que toca descansar, llevar otro ritmo o estilo de vida, o que hay algo que te está quitando mucha energía. No obstante, es muy interesante que añadas a tus productos caseros de cuidado personal aceites que te den un empujón, te estimulen, te ayuden a equilibrarte a distintos niveles y a tomar conciencia de lo que pasa.

Aceites vegetales:

Los aceites vegetales son **compuestos orgánicos que se obtienen de las semillas oleaginosas de pepitas, huesos y frutas**. Es decir, de la parte grasa de la planta. Están compuestos por ácidos grasos de distintos tipos. La proporción de ácidos grasos y sus distintas características son lo que determinan las propiedades de cada aceite.

Al igual que los aceites esenciales, se obtienen de diferentes métodos: extracción mecánica, extracción por disolvente, hidrogenación y desodorización. El método de extracción recomendado es la presión en frío, ya que el calor destruye las propiedades del aceite.

Los aceites vegetales, a diferencia de los esenciales, **se pueden utilizar sin diluir**, aplicándolos directamente en nuestra piel.
Se suelen utilizar como base para la elaboración de muchos productos y diluir en ellos los aceites esenciales. Es decir, se utilizan como portadores.

Los aceites vegetales, **tienen numerosos beneficios para la salud** de nuestra piel y bienestar. Son **ricos en ácidos grasos esenciales, vitaminas, y minerales**.

Además de en cosmética natural, también se utilizan en cocina y en terapias manuales y masajes.

Tienen propiedades magníficas para tratar distintos problemas en la piel. Algunos de ellos son ideales para mejorar la psoriasis, eccemas, cicatrices, arrugas, irritación, etc.

A modo de ejemplo, cito algunos de ellos: aceite vegetal de almendras, de pepita de uva, de aguacate, de onagra, de avellana, de hueso de albaricoque, de comino, de oliva, etc. Más adelante te detallaré cada uno de ellos y sus propiedades.

Hidrolatos:

Los hidrolatos son el producto resultante de la destilación por vapor de una planta para obtener el aceite esencial. Es un producto suave que contiene las propiedades de la planta de la que se ha obtenido, pero en mucha menor concentración que el aceite esencial.

Así como con el resto de ingredientes naturales, comprueba que no se le hayan añadido componentes sintéticos si realmente quieres un producto puro y que funcione.

Los hidrolatos son aguas que se han purificado sometiéndolas a altas temperaturas durante el proceso de la destilación de la planta.
Contienen alrededor de un 0.10% de los aceites esenciales destilados. Nos aportarán las propiedades propias de la planta destilada. No necesitamos diluirlos, **podemos aplicarlos directamente sobre la piel**.

Los hidrolatos los utilizamos frecuentemente como tónico facial y corporal o formando parte de nuestras mascarillas faciales, perfumes, etc. Son magníficos para humedecer la piel antes de aplicar un sérum o crema. En resumen, preparan nuestra piel para el cuidado posterior.
Al igual que los aceites, tienen aplicación tanto para cosmética como para uso terapéutico. Son muy seguros para usarlos en bebés, mujeres embarazadas o personas de muy avanzada edad.
Tienen la capacidad de refrescar, tonificar, reafirmar, regenerar, hidratar y oxigenar la piel. Además, nos ayudan a regular la producción de sebo.

Como la mayoría de productos, la mejor manera de conservarlos en buen estado es protegiéndolos de la luz solar directa, en un lugar en el que no haya cambios de temperaturas muy bruscos y no haga demasiado frío ni calor.

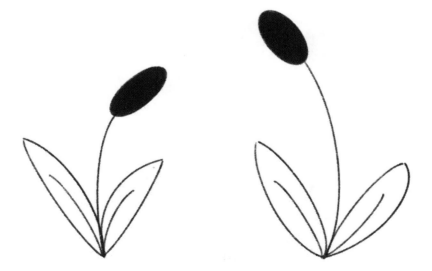

Mantecas vegetales:

Las mantecas vegetales son grasas vegetales, estupendas por su cremosidad y propiedades para elaborar cremas, geles, cosméticos, mascarillas, jabones, champús, pomadas, lociones y protectores labiales.

Comparten muchas propiedades con los aceites vegetales, pero se mantienen sólidos a temperatura ambiente. Se pueden aplicar directamente sobre la piel.

Las mantecas tienen propiedades muy similares entre sí, por lo que te recomiendo ir probando, para así encontrar la ideal para ti.
Son increíbles por sus propiedades emolientes, humectantes e hidratantes. Nutren la piel en profundidad, aportándole flexibilidad y elasticidad.

En función de la temperatura ambiente su estado será más o menos sólido. Pero no te preocupes, al entrar en contacto con el calor de nuestra piel se derrite.

Es recomendable almacenarlas en un lugar a temperatura ambiente donde no les dé la luz de forma directa.

Arcillas:

La arcilla es tierra finamente molida, que contiene agregados de silicato de aluminio hidratados, procedente de la erosión de rocas que contienen el mineral feldespato. Se extraen de canteras naturales.

Son utilizadas desde la Antigüedad. Ya civilizaciones como la romana, griega y egipcia conocían y aprovechaban este preciado recurso para cuidar el interior y el exterior del cuerpo.

Es un producto completamente natural, muy rico en minerales y muy seguro. Destaca por su capacidad de absorción, por su capacidad para drenar las impurezas.

En cosmética se utiliza por sus propiedades nutritivas, hidratantes, revitalizantes, calmantes, mineralizantes, regenerantes, exfoliantes, cicatrizantes, desinfectantes, antisépticas y analgésicas.

La arcilla es un elemento poderoso, económico y fácil de encontrar.
Existen diferentes tipos de arcilla, que te mostraré en la guía que he elaborado en las páginas posteriores. Así podrás utilizar cada una de ellas en función de lo que necesites en cada momento.
Se suele utilizar para la elaboración de cremas, mascarillas, cataplasmas, geles, champús, maquillaje, etc.

Vitaminas:

Las vitaminas son sustancias orgánicas que encontramos en los alimentos que son absolutamente necesarias para el correcto funcionamiento de nuestro organismo. En cosmética suelen utilizarse las siguientes vitaminas: A o retinol, B5 o Pantenol, B6, C o ácido ascórbico, E, y F.

Las utilizamos por favorecer la hidratación de la piel, la cicatrización, por su efecto revitalizante, anti-edad y anti-arrugas, por aportar luminosidad al rostro, regenerar la piel, mejorar su elasticidad, mejorar manchas y por proteger la piel ante radicales libres.

Cada vitamina tiene características y propiedades específicas que podrás encontrar en la guía que encontrarás a lo largo del libro.

Además de los aceites esenciales, los aceites vegetales, hidrolatos y mantecas, en cosmética natural se utilizan infinidad de sustancias naturales. Por ello he hecho una selección para que te resulte más sencillo comenzar. En la guía de materias primas que he elaborado he añadido diferentes principios activos muy interesantes.

CAPÍTULO 7.

LÁNZATE
AL CAMBIO
¡YA!

LÁNZATE AL CAMBIO ¡YA!

Te propongo que si realmente quieres realizar un cambio en tus hábitos de cuidado, empieces cuanto antes y no lo dejes para después.

Ahora ya conoces de qué trata la cosmética natural, ya sabes los utensilios necesarios, que seguro tienes en tu cocina y ya tienes claro los tipos de ingredientes que necesitas.

Ya has identificado cómo está tu piel y espero que también te hayas tomado el tiempo de observarte a todos los niveles y hayas decidido actuar en consecuencia.

Esto es solo una sugerencia, pero te animo a que saques todos los productos de cuidado personal que tienes en casa. Ponlos todos sobre la mesa. A lo Marie Kondo[23]. Te hará tomar consciencia de la cantidad ingente de productos que acumulamos y que no sabemos ni que tenemos.

Y ahora, analiza los ingredientes de algunos de ellos. Estoy segura de que ahora que sabes más sobre las sustancias tóxicas que solemos encontrar, vas a querer deshacerte de todos ellos. Yo lo hice. Tiré de golpe y porrazo

---

[23] (Marie Kondo es autora y consultora de organización japonesa)

cremas y otros potingues carísimos incluso sin empezar. **¿Para qué posponer mi salud y la de mi familia?**

Una vez que tomas consciencia ya no hay vuelta atrás. No te imaginas la de espacio libre que tengo en mi tocador ahora.

Cuando uno empieza a utilizar cosmética natural, se da cuenta de que no se necesita tanto. **Es preferible tener menos, pero de mejor calidad.**

Antes de empezar a preparar tus productos te sugiero un par de tips:

- Aprovecha la ocasión para crear un momento especial para ti. Pon música de fondo, que te resulte envolvente, prepárate todos los utensilios y materias primas que vas a necesitar.

- Aprovecha el momento para, mientras "cocinas" tus cremas mágicas, estar presente y ponerle intención y amor. Esto es como la cocina, no saben igual unas lentejas hechas con amor, que deprisa y corriendo por salir del paso.

- Ahora, mira tu calendario y resérvate un día a la semana para ti, para tu sesión de belleza natural y conviértelo en un espacio de tiempo sagrado.

A mi me encanta hacerlo. Yo tengo mi rutina diaria de mañana y noche de cuidado personal y me reservo un ratito los domingos por la mañana para una sesión de belleza especial. Algún domingo que otro aprovecho para compartir ese momento mágico con amigos, familiares o pareja.

Te propongo que te hagas las siguientes preguntas:

Pregunta 1:

De las 168 horas que tiene una semana, ¿cuántas las dedico a mi propio cuidado y bienestar?

No son muchas ¿verdad? Seguro que podemos hacernos un hueco en la agenda. No es negociable.

Pregunta 2:

¿Incluyo en mis rutinas diarias el atender mis propias necesidades?

No hay mejor manera de comenzar y finalizar el día, que cuidándonos un poquito. Se envejece de una manera distinta.

Pregunta 3:

¿Cuánta atención le presto a mi piel y a mi cuerpo?

Recuerda que es el vehículo que nos permite experimentar la vida. Se merece una atención, un cuidado y un respeto.

Sé paciente…

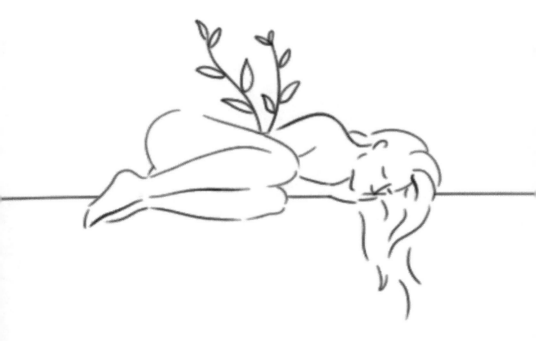

Sé compasiva...

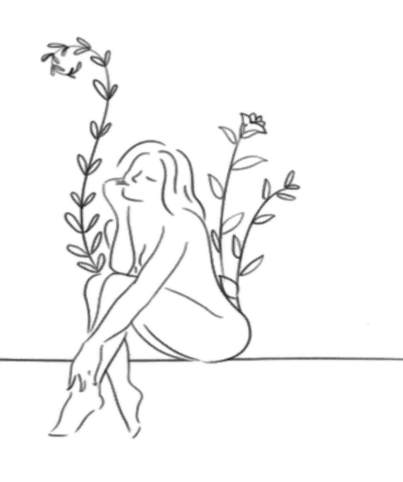

Sé tú...

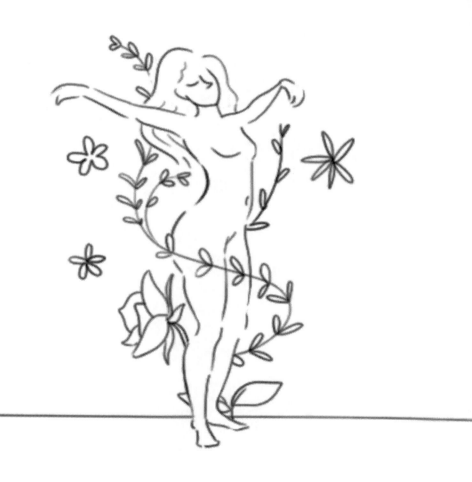

CAPÍTULO 8.

ACEITES SEGÚN TU TIPO DE PIEL

ACEITES SEGÚN TU TIPO DE PIEL

Aunque a continuación puedes encontrar una guía con las propiedades de cada aceite, los he resumido y clasificado por tipo de piel para facilitarte tu comienzo en el mundo de la cosmética natural. Si no lo has hecho ya, puedes volver atrás, al capítulo 3, en el apartado: "¿Qué tipo de piel tengo?", para identificar cómo está tu piel en estos momentos y así combinar los aceites que se ajusten a tus necesidades.

ACEITES PARA PIEL SECA

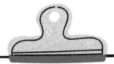

ACEITES ESENCIALES

Ylang- ylang,
Palo de rosa
Salvia
Naranja
Jengibre
Cedro
Salvia
Geranio
Petitgrain
Sándalo
Manzanilla romana
Cannabis

ACEITES VEGETALES

Aguacate
Sésamo
Macadamia
Avellanas
Coco
Oliva
Almendras dulces
Jojoba

ACEITES PARA PIEL NORMAL

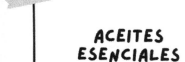

ACEITES ESENCIALES

Lavanda
Palo de rosa
Ylang- ylang
Cedro
Geranio
Neroli
Bergamota
Cannabis
Rosa
Manzanilla romana

ACEITES VEGETALES

Jojoba
Almendras dulces
Pepita de uva
Cáñamo
Oliva
Argán
Coco
Avellanas
Sésamo
Hueso de albaricoque

ACEITES PARA PIEL MIXTA

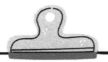

ACEITES ESENCIALES

Lavanda
Geranio
Romero
Ylang-ylang
Limón
Bergamota
Petitgrain
Árbol de té
Laurel

ACEITES VEGETALES

Jojoba
Hueso de albaricoque
Pepita de uva
Coco
Avellanas
Macadamia
Almendras dulces
Rosa mosqueta
Argán
Oliva.

ACEITES PARA PIEL GRASA

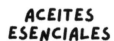

ACEITES ESENCIALES

Cedro
Ylang- ylang
Bergamota
Menta
Romero
Limón
Manzanilla alemana
Salvia
Alcanfor
Palmarosa
Enebro
Lavanda
Naranja
Rosa.

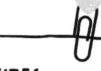

ACEITES VEGETALES

Comino negro
Jojoba
Hueso de albaricoque
Pepita de uva
Cáñamo
Rosa mosqueta
Argán.

CAPÍTULO 9.

GUÍA DE
MATERIAS PRIMAS

GUÍA DE MATERIAS PRIMAS

En el siguiente apartado te expongo las propiedades de una selección de aceites esenciales muy utilizados en cosmética. Así también puedes encontrar lo que nos aportan a nivel emocional y sugerencias de uso para tratar diferentes tipos de problemas en la piel.

Además de tener en cuenta las propiedades de cada aceite, nunca olvides que lo ideal es probarlos, experimentarlos y dejarse guiar por la intuición. Cada individuo es distinto. Lo que es válido para mí, no tiene porqué serlo para ti.

ACEITES ESENCIALES

Abeto negro (Picea Mariana)

Propiedades: antiinflamatorio, antibacteriano, fungicida, antiespasmódico, expectorante y parasiticida.

Ideal para: acné, eccemas, psoriasis.

A nivel emocional: mejora el agotamiento.

Albahaca (Ocimum basilicum)

Propiedades: antiinflamatoria, antibacteriana y analgésica.

Ideal para: tratar acné, afecciones cutáneas, calmar y descongestionar la piel, aporta brillo y vigor.

A nivel emocional: contribuye a aumentar la confianza en una mismo, fomenta pensamientos positivos y la capacidad de decisión.

Árbol del té (Melaleuca alternifolia)

Propiedades: antibacteriano, fungicida, antivírico, estimulante inmunitario.

Ideal para: tratar acné, abscesos, manchas en la piel, dermatitis, eccemas, revitalizar la piel cansada, mejorar piel irritada, piel muy grasa.

A nivel emocional: contribuye a disipar la tristeza y a inspirar confianza.

Benjuí (Styrax benzoin)

Propiedades: antiséptico, astringente.

Ideal para: hidratar, tonificar y suavizar pieles dañadas. Regenerar y afirmar pieles maduras.

A nivel emocional: no tiene recomendaciones concretas.

Bergamota (Citrus bergomina)

Propiedades: antibacteriano, calmante y sedante del sistema nervioso, astringente y cicatrizante.

Ideal para: tratar acné, rosácea, dermatitis, psoriasis y afecciones cutáneas.

A nivel emocional: ayuda con la depresión, la ansiedad, el estrés y la fatiga.

Es fotosensibilizante, no exponerse al sol después de su uso en la piel.

Canela (Cinnamomum zeylanicum)

Propiedades: antiséptico, fungicida, antibacteriano, tónico sexual y afrodisíaco.

Ideal para: tratar acné y abscesos.

A nivel emocional: indicado para depresión.

Cedro del Atlas (Cedrus atlantica)

Propiedades: astringente, antiséptico, diurético y cicatrizante.

Ideal para: regenerar tejido y rejuvenecer la piel. Mejora piel grasa y con acné.

A nivel emocional: ayuda a fortalecer, calmar y despejar la mente. Contribuye a reducir el temor y a encontrar tu fuerza interior.

Ciprés (Cupressus semprevirens)

Propiedades: astringente, desodorante, antiséptico, tónico, vasoconstrictor y descongestionante venoso.

Ideal para: equilibrar exceso de producción de grasa en la piel, aporta tono y mejorar poros dilatados. Tratar acné.

A nivel emocional: ayuda a superar duelos, transiciones difíciles y cambios dolorosos.

Clavo de Especias (Eugenia caryophyllus)

Propiedades: antibacteriano, fungicida, analgésico, anestésico, antivírico, antiedematoso y estimulante.

Ideal para: mala circulación, infecciones bucales, dolor de muelas y dolor muscular.

A nivel emocional: devuelve el apetito, favorece la concentración, es un tónico emocional y mental.

Enebro (Juniperus communis)

Propiedades: antiséptico, antiinflamatorio, analgésico, cicatrizante, astringente y afrodisíaco.

Ideal para: erupciones en la piel, eliminar toxinas del cuerpo, para tonificar la piel y regular la producción de sebo.

A nivel emocional: ayuda a aliviar la tensión nerviosa, la ansiedad y la fatiga intelectual.

Eucalipto (Eucalyptus citriodora)

Propiedades: antiinflamatorio, relajante, fungicida y antiálgico.

Ideal para: acné, quemaduras, rozaduras, cortes, mala circulación, dolores musculares y micosis.

A nivel emocional: favorece la concentración y reduce la sobrecarga mental.

Geranio (Pelargonium asperum)

Propiedades: antiséptico, analgésico, antibacteriano, fungicida, tónico astringente cutáneo, antiinflamatorio y cicatrizante.

Ideal para: acné, eccema, quemaduras, dermatitis, manchas cutáneas, piel inflamada y entumecida. Para regular el sistema hormonal femenino.

A nivel emocional: ayuda a elevar el ánimo y a aliviar la tensión nerviosa, ansiedad y depresión.

Hinojo (Foeniculum vulgare)

Propiedades: antiséptico, depurativo, diurético, tonificante, hidratante y desintoxicante.

Ideal para: eliminar toxinas, revitalizar la piel.

A nivel emocional: ayuda a aliviar la fatiga mental y el agotamiento relacionado con el estrés.

Laurel (Laurus nobilis)

Propiedades: regenerador, antibacteriano, antiseborréico, analgésico, astringente, estimulante, antiséptico.

Ideal para: acné, micosis, quemaduras, abscesos.

A nivel emocional: inspira a querer aprender más. Ideal para formaciones.

Lavanda (Lavandula angustifolia)

Propiedades: antiinflamatorio, antiséptico, antimicrobiano, calmante, sedante, potente cicatrizante, regenerador cutáneo, relajante del sistema nervioso.

Ideal para: acné, psoriasis, eccema, dermatitis, prurito, quemaduras, inflamaciones, erupciones cutáneas, piel agrietada y deshidratada.

A nivel emocional: ayuda en casos de estrés y ansiedad, insomnio, irritabilidad e incluso agotamiento. Contribuye a regular los cambios de humor y la tensión premenstrual.

Limón (Citrus limon)

Propiedades: antibacteriano, antiséptico, antiviral, depurativo, astringente, descongestionante, tonificante y rejuvenecedor.

Ideal para: piel grasa y acné, para manchas en la piel, herpes y micosis.

A nivel emocional: vivificante, estimulante, eleva el ánimo.

Es fotosensibilizante, no exponerse al sol después de su uso en la piel.

Mandarina (Citrus reticulata)

Propiedades: antiséptico, tonificante, regenerador celular, calmante del sistema nervioso, tónico y depurativo.

Ideal para: piel grasa, suavizar la piel, prevenir estrías, reducir marcas y cicatrices en la piel.

A nivel emocional: ayuda a desconectar la mente cuando está muy activa, favorece un sueño profundo y eleva el ánimo.

Menta (Mentha piperita)

Propiedades: anestésica, antibacteriana, antiséptica, astringente, descongestionante, estimulante, expectorante, antiviral, antinauseosa y antiinflamatoria.

Ideal para: acné, eccema, varicela, descongestionar la piel, urticarias y piel grasa.

A nivel emocional: despeja muchísimo la mente, ayuda a pensar con mayor claridad, alivia sentimientos de inseguridad e inferioridad.

Mirra (Commiphora myrrha)

Propiedades: antiinflamatorio, antiséptico, astringente, sedante, cicatrizante, fungicida y tónico.

Ideal para: regenerar y revitalizar la piel, para pieles agrietadas y estriadas, suavizar arrugas, eccemas y heridas crónicas.

A nivel emocional: contribuye a inspirar serenidad y paz.

Mirto verde (Myrtus communis)

Propiedades: astringente, antiséptico, bactericida, sedante y expectorante.

Ideal para: arrugas, prevenir envejecimiento cutáneo, pieles grasas y con poros abiertos.

A nivel emocional: recomendado para conductas autodestructivas, adictivas y obsesivas-compulsivas. Cuenta la leyenda que Cleopatra lo utilizaba como perfume porque proyectaba la belleza interior hacia el exterior. Adoro estas historias que me contaba mi maestro...

Naranja dulce (Citrus sinesis)

Propiedades: antiinflamatoria, antiséptica, sedante, fungicida, nutritiva, antiarrugas, tónico, antidepresivo y calmante.

Ideal para: para regenerar colágeno de la piel, facilitar asimilación vitamina C, para eccemas, dermatitis, piel seca y arrugas.

A nivel emocional: ayuda a aliviar ansiedad, estrés e insomnio. Eleva el ánimo. Ideal para casos de tristeza, histeria y abatimiento.

Palo de rosa (Aniba rosaedora)

Propiedades: antiséptico, antidepresivo, astringente, antibacteriano, antifúngico y reafirmante de los tejidos.

Ideal para: acné, cicatrices, arrugas, machas en la piel, marcas, pecas y para regenerar el tejido.

A nivel emocional: favorece la mejoría del agotamiento mental, la depresión y la astenia.

Pachuli (Pogostemon cablin)

Propiedades: antiinflamatorio, cicatrizante, antiséptico, astringente, antimicrobiano, afrodisíaco y antidepresivo.

Ideal para: acné, eccema, pieles maduras y grasas, suavizar cicatrices y dermatitis.

A nivel emocional: ayuda a reducir la tensión, la ansiedad y la depresión. Ayuda a hacer una "toma de tierra".

Palmarosa (Cymbopogon martini var.motia)

Propiedades: antibacteriana, cicatrizante antiséptica, fungicida, regeneradora celular y antiviral.

Ideal para: suavizar y eliminar exceso de grasa en la piel, acné y eccema.

A nivel emocional: ayuda en momentos de estrés e irritabilidad.

Pettit grain (Citrus aurantium var. amara)

Propiedades: antiséptico, antidepresivo y analgésico.

Ideal para: manchas en la piel, puntos negros, reducir secreción de grasa, para aportar luminosidad y tonificar la piel.

A nivel emocional: ayuda a reducir la tensión nerviosa y la ansiedad. Relaja, equilibra y revitaliza.

Pino (Pinus sylvestris)

Propiedades: antimicrobiano, balsámico, antiséptico, bactericida, desodorante, fungicida y dermoprotector.

Ideal para: psoriasis, eccema, transpiración excesiva y pieles congestionadas.

A nivel emocional: ayuda a generar sensación de confianza en un misma.

Romero (Rosmarinus offinicinalis, Rosmarinus coronarium)

Propiedades: cicatrizante, regenerador cutáneo, tónico, astringente, antiséptico y analgésico.

Ideal para: reafirmar y tonificar la piel.

A nivel emocional: es vivificante, ayuda a "refrescar la mente" y a incrementar la creatividad.

Rosa de damasco (Rosa damascena)

Propiedades: antiséptica, tónico cutáneo, astringente, cicatrizante, antienvejecimiento y reguladora hormonal femenina.

Ideal para: eccema, arrugas, piel seca, herpes, piel envejecida, piel sensible.

A nivel emocional: contribuye a aliviar la tristeza que acompaña a la pérdida de libido, tras rupturas y por separación afectiva. Además, la rosa nos conecta con nuestra capacidad de amar incondicionalmente, con la capacidad de perdonarnos a nosotros mismos y a los demás.

Salvia romana (Salvia esclarea)

Propiedades: astringente, desodorante, antiséptica, reguladora hormonal, relajante y afrodisíaca.

Ideal para: quemaduras, eccema, herpes, piel congestionada y piel grasa.

A nivel emocional: muy relajante y revitalizante.

Sándalo (Santalum album)

Propiedades: antiséptico, astringente, cicatrizante, afrodisíaco, bactericida, antidepresivo, sedante y tónico.

Ideal para: pieles secas, envejecidas, con irritaciones cutáneas.

A nivel emocional: actúa como un poderoso afrodisíaco, muy relajante, calma la ansiedad y la tensión nerviosa. Serena la mente, calma la irritación derivada de la frustración.

Tomillo (Thymus vulgaris)

Propiedades: antibacteriano, antiséptico, bactericida, estimulante, tónico, expectorante, fungicida, antiviral y regenerador de las células cutáneas.

Ideal para: eccema, dermatitis, heridas y cortes.

A nivel emocional: ideal para fatiga crónica, apoya para conseguir coraje y valor, te ayuda a superar miedos.

Ylang Ylang (Cananga odorata)

Propiedades: antiséptico, antidepresivo, afrodisíaco, tónico sexual, relajante nervioso y sedante.

Ideal para: regular la producción de sebo en pieles grasas, irritaciones cutáneas, acné, dermatitis, suaviza y limpia la piel en profundidad. Va muy bien en pieles secas y delicadas.

A nivel emocional: ayuda a aliviar la ansiedad y el estrés. Especialmente indicado para mujeres que necesitan encontrar su feminidad interna, su sensualidad y confianza en ellas mismas.

Zanahoria (Daucus carota)

Propiedades: depurador cutáneo, antiséptico, depurativo y tónico estimulante.

Ideal para: pieles muy sensibles, eccema, psoriasis, pieles envejecidas, maduras, arrugadas, dermatitis y acné.

A nivel emocional: no tiene recomendaciones concretas.

ACEITES SEGÚN TU SITUACIÓN PERSONAL

A continuación, te facilito una selección de aceites que se utilizan para mejorar los estados expuestos. Puedes combinarlos entre ellos.

CANSANCIO Y AGOTAMIENTO:

Abeto negro, albahaca,
laurel, limón, palo de rosa,
mandravasarotra, menta
bergamota, pomelo,
tomillo blanco.

CEFALEAS

Menta, albahaca, lavanda,
mandravasarotra,
ylang ylang.

MIEDO

Incienso, lavanda, neroli,
ciprés, vetiver, cedro.

TENSIÓN NERVIOSA E IRRITABILIDAD:

Neroli, albahaca, flor de azahar, jazmín, lavanda, mandarina, manzanilla romana, mejorana, naranjo amargo, rosa, ylang ylang.

ANGUSTIA Y ANSIEDAD:

Neroli, incienso, jazmín, lavanda, mandarina, manzanilla romana, mirra, naranja amarga, palo de rosa, rosa damascena, ylang ylang.

ÉPOCAS DE EXáMENES:

Laurel, limón, mejorana,
menta, pino, palo de rosa,
pomelo, romero, tomillo.

INSOMNIO:

Ylang- ylang, lavanda,
valeriana.

FALTA DE ENERGíA
O FATIGA:

Romero, albahaca,
geranio, rosa, palmarosa.

PENSAMIENTOS PARáSITOS, PENSAMIENTOS MUY REPETITIVOS:

Ylang- ylang, yuzu

FALTA DE SEGURIDAD EN UNO MISMO:

Lavanda, bergamota, narciso, jazmín, jengibre, sándalo, incienso, pomelo, mejorana.

DESÁNIMO Y PESIMISMO

Albahaca, bergamota,
neroli, limón, lavanda,
mandarina, palo de rosa,
pomelo.

DEPRESIÓN, DUELOS Y SEPARACIONES

Albahaca,
flor de azahar, jazmín,
lavanda, mandarina,
menta bergamota,
mirra, romero,
rosa damascena,
ylang ylang.

"No te dejes para después"

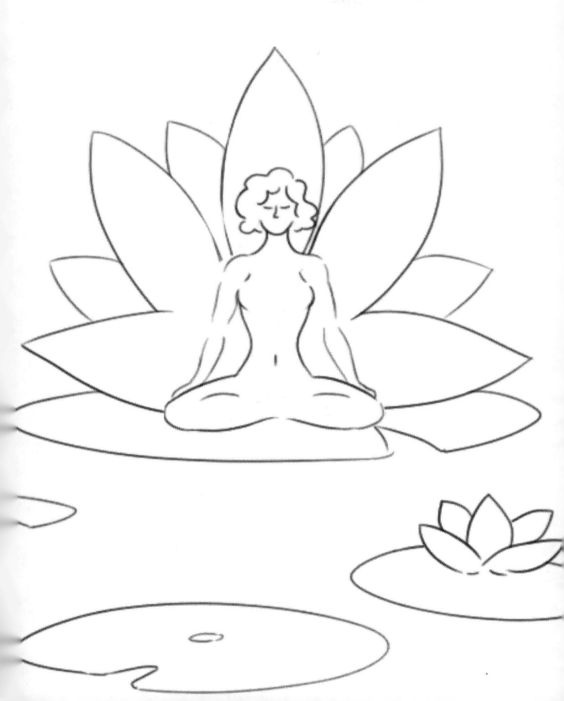

ACEITES VEGETALES

Aguacate (Persea gratísima)

Es rico en vitamina A y B. Es muy hidratante, por lo que es ideal para piel muy seca. Así también para piel apagada, sin vitalidad y poco elástica. Tolerado por todo tipo de pieles, tiene capacidad filtrante de los rayos ultra- violeta, gran poder de penetración y sobreengrasante. Se usa en la elaboración de cremas cosméticas como reengrasante y dermoprotector. Excelente antiarrugas.

Almendras dulces (Prunus amygdalus)

Es rico en ácidos oleicos y vitaminas A, B1, B2, B6, E. Ideal para pieles muy secas, agrietadas o irritadas. Aporta luminosidad y vitalidad a la piel cuando está apagada. Es ligeramente comedogénico, con lo que no es el ideal para pieles con acné o con imperfecciones.

Argán (Argania spinosa)

Es considerado una joya en la cosmética por su capacidad de revitalizar y regenerar la piel. Es rico en antioxidantes y vitaminas. Tiene propiedades antisépticas y fungicidas. Recomendado para pieles secas, maduras, agrietadas y con arrugas.

Avellana (Corylus avellana)

Contiene gran cantidad de vitamina A y E. Este aceite se absorbe rápidamente y es muy nutritivo. Tolerado por todo tipo de pieles.
Es ligeramente astringente y estimulante de la circulación periférica. Ideal para pieles apagadas o con imperfecciones. Deja la piel suave y satinada. Se utiliza en masaje facial y productos para piel con acné.

Borraja (Borago officinalis)

Este aceite es muy rico en vitamina A, D, E y K. Muy recomendado para pieles maduras y dañadas, por conferir luminosidad, tono y elasticidad a la piel. Nutre en profundidad sin obstruir. Se utiliza también para piel con eccema o psoriasis.

Caléndula (Calendula officinalis)

Este aceite destaca por sus propiedades antialérgicas, antiinflamatorias y calmantes. Ideal para pieles sensibles, secas o agrietadas. Va muy bien en casos de eccema, rojeces, irritación y quemaduras. Se utiliza mucho en productos para bebés por su delicadeza.

Calófilo (Calophyllum inophyllum)

Este aceite tiene un olor muy fuerte, pero sus propiedades hidratantes, regeneradoras y reconstituyentes son increíbles. Es un gran aliado para reducir e incluso hacer que desaparezcan cicatrices tanto recientes como antiguas y queloides.

Ideal para estrías, cuperosis, rojeces y varices.

Coco (Coco nucifera)

Este aceite se encuentra en estado sólido a menos de 20° C. Si supera esa temperatura estará en estado líquido. Posee propiedades antimicrobianas, antiinflamatorias antivíricas y fungicidas. Es ideal para piel sensible, seca, agrietada, resquebrajada, irritada, con psoriasis, con hongos cutáneos o dermatitis atópica.

Comino Negro (Nigella sativa)

Este aceite tiene un olor intenso. Es rico en vitaminas y minerales. Tiene propiedades antioxidantes, cicatrizantes, purificantes e inmunoestimulantes. Muy recomendado para pieles con acné, eccema, psoriasis y herpes zóster. Cuenta la leyenda que era un aceite muy utilizado entre la clase alta en el Antiguo Egipto.

Germen de Trigo (Triticum vulgare)

El germen del grano de trigo es un alimento muy nutritivo, rico en proteínas (uno de los pocos vegetales que proporcionan una proteína casi completa) y vitamina B y E. Destaca por su capacidad de regenerar el tejido cutáneo, por aportar elasticidad y prevenir la aparición de arrugas y líneas de expresión. Ideal para pieles secas y arrugadas. No es idóneo para pieles grasas, puede producir granitos y acné.

Girasol (Helianthus annus)

Es rico en ácidos grasos insaturados y vitaminas A, B, D, E.

Es un aceite muy fluido que penetra fácilmente en la piel sin sobreengrasarla. Va bien en todo tipo de piel y se utiliza principalmente en aceites de masaje.

Que sea tan rico en vitamina E es ideal para nuestra piel por su gran efecto antioxidante. De textura ligera, no es untuoso ni pegajoso lo que hace que sea absorbido por le piel rápidamente. Apto para todo tipo de piel, en especial grasas y acnéicas. Es una buena fuente de vitaminas y minerales.

Hipérico (Hypericum perforatum)

Este aceite destaca por sus propiedades antiinflamatorias, antisépticas y cicatrizantes. Se utiliza mucho en caso de irritaciones en la piel, pequeñas heridas, quemaduras, golpes, hinchazón de piernas, estimula la circulación sanguínea y reducir hematomas. Se le reconoce un efecto antidepresivo.

¡Cuidado porque es fotosensibilizante!

Hueso de Albaricoque (Prunus armeniaca)

Es similar al aceite de almendra y es muy rico en vitamina E. Suaviza la piel. Es ideal para piel apagada, seca y envejecida. Es magnífico para elaborar leches limpiadoras. Tolerado por todo tipo de pieles, incluso las más sensibles. Ayuda a eliminar metales pesados como aluminio, plomo y mercurio.

Jojoba (Simmondsia sinensis)

En realidad, se trata más de una cera líquida y no de un triglicérido como el resto de aceites vegetales. Contiene más de un 80% de ácidos grasos monoinsaturados. Se asemeja al sebo humano.

Esta joya es una delicia para hidratar cualquier tipo de piel. Funciona especialmente bien en pieles mixtas y grasas por su capacidad de regular la secreción de sebo. Además, protege suavemente nuestra piel de la radiación solar ultravioleta. No tiene apenas olor y tarda mucho en enranciarse. Es eficaz en eczema, dermatitis y piel irritada.

Onagra (Oenothera biennis)

Es rico en Omega 6 y en vitamina F.

Es un valioso aceite por su capacidad de revitalizar y regenerar la piel. Ideal para combatir los efectos del envejecimiento cutáneo.

Recomendado para psoriasis, eczema, piel seca y envejecida e inflamación. Apto para todo tipo de pieles. Este aceite está muy vinculado a la regulación del sistema hormonal femenino, mejora los síntomas premenstruales y los síntomas durante el periodo.

Oliva (Olea europaea)

Es rico en vitaminas A, D, E, K y en ácidos grasos esenciales. Tiene propiedades hidratantes.

No se recomienda para pieles mixtas o grasas, puede favorecer la aparición de comedones por ser tan graso.

Pepita de Uva (Vitis vinifera)

Este aceite destaca por su alto contenido en antioxidantes. Además, tiene propiedades regeneradoras y emolientes. Protege la piel suavemente de la radiación solar. Es hipoalergénico y nutritivo.

Se utiliza mucho en productos para pieles maduras por sus propiedades antienvejecimiento. Ideal para pieles finas y sensibles. También funciona muy bien para piel con acné.

Rosa Mosqueta (Rosa rubiginosa)

Es recomendado para pieles maduras por su capacidad de prevenir el envejecimiento, aportar elasticidad y promover la producción de colágeno evitando la aparición de arrugas. Ideal también para pieles secas. Se utiliza mucho para reducir cicatrices, prevenir estrías y cuando hay grietas en la piel. Funciona muy bien en casos de eccema, psoriasis y acné.

* Puede dejar manchas en pieles claras y delicadas. Se puede mezclar con otros aceites.

Sésamo (Sesamo indicum)

Es rico en vitaminas A y E. Filtra un 33% de la radiación ultravioleta. Indicado para pieles normales o con algo de tendencia grasa o acnéica. Destaca por su capacidad de regenerar el tejido cutáneo. Ideal también para piel seca o descamada, con eccema o psoriasis.

Zanahoria (Daucus carota)

Es un aceite muy nutritivo, rico en vitaminas A, B, C, D, E, F y oligoelementos. Se utiliza mucho en productos de bronceado por su capacidad de mantener más tiempo el bronceado en la piel. Tiene propiedades antiinflamatorias y regenerantes para la piel. Ideal para piel seca, agrietada o madura. Ayuda a combatir eccemas y psoriasis.

"Mira profundamente la naturaleza y entonces comprenderás todo mejor"

Albert Einstein

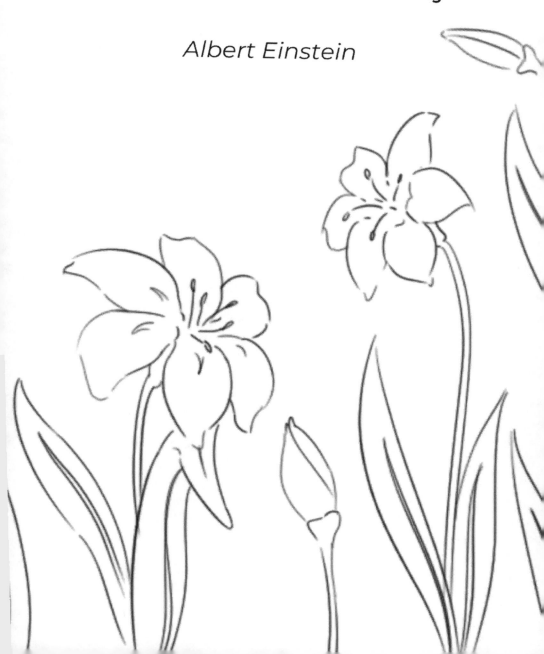

MANTECAS VEGETALES

Manteca de Cacao

Esta manteca se obtiene de las semillas tostadas de la planta de cacao. Presenta un color amarillo claro. Su textura es sólida, pero al entrar en contacto con el calor de nuestra piel se derrite facilitando así su aplicación. Destaca por sus propiedades emolientes, hidratantes y lubricantes. Es un magnífico humectante que retrasa la pérdida de humedad en nuestra piel.

Es ideal para pieles especialmente secas y agrietadas. Previene la aparición de estrías. Solemos utilizarlo mucho en la elaboración de barras de labios, cremas y lociones. Así como la mayoría de mantecas es maravillosa para zonas como talones y codos.

El Cupuaçu es originario de la Amazonia oriental. Crece en un árbol que puede alcanzar hasta 18 metros de altura.

La manteca de Cupuaçu es un tesoro de la Naturaleza, considerada un **súper humectante**. Es rica en fósforo, pectina, calcio, hierro y vitaminas B1, B2 y C. Es un **gran antioxidante**. Tiene un olor muy característico. Se absorbe excepcionalmente rápido y actúa incluso a nivel celular, regulando la actividad de la capa lipídica dentro de la piel.

Nutre e hidrata en profundidad por su composición en ácidos grasos y polifenoles. Recupera la elasticidad, la suavidad y la flexibilidad de la piel.

Gracias a su contenido en ácido oleico y linoleico ayuda a reforzar la barrera lipídica.
Además, debido a su contenido en fitoesteroles antioxidantes, se utiliza muchísimo para tratar psoriasis y eccema.

Se utiliza como **protector solar suave** en la Amazonia desde la Antigüedad. Tiene la capacidad de contrarrestar los efectos dañinos de los rayos UVA/UVB producidos por la exposición solar.

Esta manteca se extrae de las nueces que produce el árbol de Karité. Oriundo de las sabanas del oeste de África. Tiene un olor intenso.

Esta materia prima es excelente por sus **propiedades cicatrizantes, emolientes y humectantes.**

Magnífica para pieles secas que necesiten hidratación. **Ayuda a recuperar la elasticidad y la flexibilidad** de la piel.

Tiene propiedades antiinflamatorias y calmantes, por lo que es **ideal para pieles irritadas**, y para después del afeitado.

Es recomendable no utilizar grandes cantidades en el rostro, para que no dejar sensación de piel grasa.

Es preferible aplicar poca cantidad y añadir más si nuestra piel así lo requiere.

Protege suavemente a la piel de la exposición solar. No se puede utilizar como protector solar si la exposición al sol va a ser larga.

Se utiliza mucho para elaborar protectores solares, cremas hidratantes y bálsamos labiales.

La manteca de mango es tropical, se asemeja a la manteca de Karité y a la de Cacao, sin embargo el contenido de ácidos grasos es ligeramente diferente y aumenta el espectro de agentes naturales, antioxidantes y vitaminas.

Es de textura ligera y agradable. Su olor es suave. Es de fácil manejo. Entre sus características podemos destacar sus **propiedades emolientes e hidratantes. Ayuda a la cicatrización y a la regeneración cutánea.** Tiene la capacidad de calmar la piel, suavizarla y dotarla de flexibilidad.

Es ideal para todo tipo de pieles, especialmente aquellas que necesiten tratar arrugas, con tendencia a estrías, con erupciones cutáneas y deshidratadas. Por otro lado, nos protege de la radiación solar. Podemos encontrarla tanto en cremas corporales como faciales.

ARCILLAS

Arcilla verde

Es rica en sílice (50,8%) y en aluminio (14%). Destaca por sus propiedades absorbentes, purificantes, remineralizantes y antiinflamatorias, desintoxicantes, equilibrantes y antibacterianas. Aunque es apta para cualquier tipo de piel, es especialmente adecuada para pieles con tendencia acnéica y grasa. Funciona muy bien para suavizar poros abiertos, eliminar impurezas y células muertas. Contiene una gran cantidad de minerales y oligoelementos. Se utiliza también en caso de dolencias físicas e inflamación.

Arcilla Roja

Es rica en óxidos de hierro (0,55%), por eso tiene ese color rojizo. Es una arcilla **menos absorbente y más grasa** que la arcilla verde por ejemplo. Entre sus propiedades destaca su potente capacidad absorbente, antiinflamatoria, cicatrizante, astringente y descongestiva. **Recomendada para rojeces cutáneas, irritaciones, picores y hematomas.**

Arcilla Rosa

Es una mezcla de arcilla blanca y roja. Tiene **propiedades calmantes** y está indicada **para pieles sensibles. Es cicatrizante y absorbente.**

Arcilla Blanca o Caolín

Es rica en sílice (48%) y en aluminio (36%). Es más pobre en oligoelementos que la arcilla verde, pero la piel la tolera mejor.

Tiene propiedades descongestionantes y se considera la arcilla de mayor pureza. Es ideal **para pieles sensibles, secas, apagadas o envejecidas.** Favorece la regeneración celular. Tiene un curioso **efecto tensor** en la piel tras su aplicación. Deja la **piel sedosa, aterciopelada y luminosa,** además de limpiarla en profundidad, como el resto de arcillas. Esta arcilla destaca también por su propiedad antiinflamatoria y calmante, así como por su capacidad de regenerar el tejido dañado. **Ideal en** casos de **heridas, eccema, psoriasis o quemaduras.**

Se utiliza para la elaboración de cremas, mascarillas y jabones.

VITAMINAS

Vitamina A o retinol

Ideal para piel con tendencia acnéica, con eccemas, psoriasis o piel muy seca con tendencia a descamarse. Tiene propiedades antioxidantes y revitalizantes.

Vitamina B5 o pantenol

Hidrata las capas más profundas de la piel. Tiene propiedades cicatrizantes y antiinflamatorias. Recomendada para todo tipo de piel.

Vitamina C o ácido ascórbico

Destaca por su propiedad antioxidante y por proteger nuestra piel de las radiaciones solares. Nos protege frente al envejecimiento prematuro de la piel y ayuda a la producción de colágeno. Se utiliza en combinación con la vitamina E para disminuir las manchas en la piel.

Vitamina E o tocoferol

Es un potente antioxidante. Se utiliza para prevenir el envejecimiento celular. Es ideal para regenerar la piel, cicatrices, marcas de acné o estrías. Muy recomendada para piel seca.

OTROS INGREDIENTES UTILIZADOS EN COSMÉTICA NATURAL

Miel

Este regalo de la naturaleza actúa como humectante, cicatrizante, calmante, antiséptica y antibiótica. Resulta muy nutritiva e hidratante para la piel. Es ideal para pieles apagadas, arrugadas y con falta de vitalidad. También apta para pieles sensibles. Como todo, si puede ser ecológica muchísimo mejor.

Avena

Tiene propiedades muy interesantes. Es antiinflamatoria, calmante, tiene un gran poder de hidratación y es muy nutritiva. Nos ayuda a proteger y reforzar la función de barrera que tiene nuestra piel. Además, es humectante. Sus propiedades son excepcionales para todo tipo de piel, pero se usa en especial para pieles delicadas, en niños y ancianos.

Óxido de zinc

Este mineral de color blanco lo utilizamos en cosmética natural por sus propiedades secantes, protectoras, astringentes, antiiflamatorias, antifúngicas y antibacterianas. Se utiliza como filtro solar físico en productos de protección solar, en pomadas para el culito de bebé o en productos para tratar acné o piel irritada.

Aloe vera

Esta planta nos ofrece beneficios muy interesantes. Tiene un gran poder hidratante, calmante, antiinflamatorio, antivírico, despigmentante, tónico, cicatrizante y humectante.

Nos ayuda a regenerar el tejido, a suavizar la piel, a disminuir manchas, a atenuar las arrugas por su capacidad de estimular la producción de colágeno, es decir, pone a trabajar los fibroblastos de la piel.

Cera de abeja

La cera en cosmética natural es utilizada como emulsionante suave y espesante para nuestras cremas, bálsamos, ungüentos, jabones, barras de labios y lápices de ojos.

Nos ayuda a prevenir la aparición de arrugas y a sellar el cutis creando una película impermeable.

Además, le aporta suavidad y sedosidad a nuestra piel.
Sería ideal que se la compraras a apicultores de confianza. Asegúrate cuando la compres que no sea de color blanco, pues suelen estar tratadas con productos químicos.

Glicerina vegetal

Es un gran humectante. Nos ayuda a mantener la hidratación de la piel y a regenerarla. Se obtiene normalmente del aceite de coco o del de palma. Es ideal para piel muy seca.

Bicarbonato de sodio

Tiene propiedades antiinflamatorias, despigmentantes, exfoliantes y desinfectantes. En cosmética se utiliza en productos bucales como limpiador y blanqueador, en cremas, geles, champús y desodorantes. Así también en productos para el acné y productos para manchas solares o por envejecimiento de la piel. Una mascarilla facial con bicarbonato te dejará la piel reluciente, limpia y luminosa.

Carbón vegetal activado

Este ingrediente se obtiene a partir de la carbonización de las cáscaras de coco. Es increíble su capacidad de absorber toxinas, impurezas y suciedad acumulada. Limpia muy en profundidad. Es un potente desintoxicante, de hecho, se utiliza en medicina para casos de intoxicación grave estomacal. Deja la piel luminosa y suave. Blanquea los dientes muchísimo. Ideal para hacer mascarillas, jabones o limpiadores.

Cafeína

Solemos encontrarla en formato polvo. Tiene propiedades reafirmantes, estimulantes, diuréticas y lipolíticas. Es un potente anticelulítico, nos ayuda a quemar los depósitos de grasa y a eliminar toxinas por su capacidad drenante. Reactiva la circulación sanguínea. Ideal para realizar productos anticelulíticos y para contornos de ojos porque reduce las bolsas.

Ácido hialurónico

Es una sustancia que nuestro organismo produce de forma natural, pero que con el paso del tiempo se va reduciendo. Ayuda a la formación de colágeno y está presente en nuestra piel, articulaciones y cartílagos. En la piel actúa como agente hidratante aportándole además elasticidad. Hace que nuestra piel retenga muchísima agua. Mantiene su estructura y firmeza. Evita que aparezcan arrugas, líneas de expresión y que le piel pierda esa textura jugosa. Es el ingrediente estrella en las cremas antiarrugas.

Colágeno

Es otro de los componentes importantes que encontramos en la estructura de nuestros tejidos conectivos: ligamentos, tendones, huesos, cartílagos, músculos y piel. Entre sus diferentes funciones está la de proporcionar estructura a nuestra piel. Nos ayuda a la retención de agua en la piel y a mantener la elasticidad. Además, tiene un efecto reafirmante del tejido y cicatrizante. Podemos añadirlo a nuestros sérums, cremas, lociones, geles, etc.

FÓRMULA PARA
UNA PIEL LUMINOSA Y RADIANTE

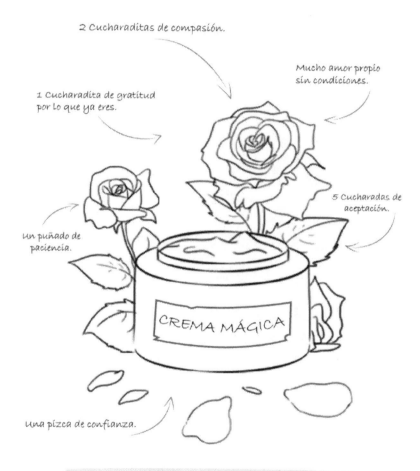

2 Cucharaditas de compasión.

Mucho amor propio sin condiciones.

1 Cucharadita de gratitud por lo que ya eres.

5 Cucharadas de aceptación.

Un puñado de paciencia.

CREMA MÁGICA

Una pizca de confianza.

Modo de uso: aplicar todos los días abundantemente hasta su total integración.

CAPÍTULO 10.

MIS RECETAS

RECETAS

A continuación, te comparto algunas de las recetas que más aprecio. El criterio que he utilizado para seleccionar las recetas es que sean sencillas y rápidas de realizar, que los ingredientes sean fáciles de adquirir, económicos pero muy eficaces. Además, son recetas completamente personalizables. Puedes añadir o quitar ingredientes en la mayoría de los casos.

Desde mi punto de vista, esto facilita que integremos como hábito en nuestra vida la preparación de nuestros propios productos. Tenemos que ponérnoslo fácil y a la hora de crear nuestra cosmética, también. Huyo de las cosas excesivamente complejas.

Este libro no tiene como fin ser un recetario. La selección de recetas realizada tiene como objetivo facilitarte tu acercamiento y cambio a unos hábitos de cuidado más saludables de forma fácil. Así no tendrás demasiadas excusas para no llevarlo a cabo.

Son tantas las recetas que utilizo y conozco, que si las escribiera aquí, se convertiría en un libro de varios tomos. Por ese motivo estoy preparando un recetario exclusivo con una selección de lo que considero las joyas para el autocuidado facial y corporal, que requieren de los conocimientos previos del presente libro.

Esta es una selección que considero que te va a ayudar a empezar y a integrar tus nuevos hábitos de forma sencilla, fácil, rápida y económica. Te va a permitir cubrir todas tus necesidades diarias de cuidado facial. Ten en cuenta las sinergias que te he compartido para que puedas crear tus productos teniendo presente tu estado anímico. Podrás personalizar las recetas añadiéndole los aceites que te hagan falta en cada momento.

En el mundo de la cosmética natural podemos elaborar todo tipo de productos, con infinidad de ingredientes, texturas, olores y funciones.

Recuerda, antes de realizar una receta, **desinfectar bien con alcohol de 96° todos tus utensilios y envases que vayas a utilizar.** Es tan sencillo como pulverizarlo y dejar secar.

Ninguna de las recetas escogidas necesita conservante. Simplemente guárdalas en un lugar seco y fresco. Protegido de la luz y cambios bruscos de temperaturas.

Fundamental también, recordar que **la actitud y energía con la que fabriques tus productos** determinarán el resultado final. Así pues ¡no te olvides de echarle mucho cariño y mucha intención a tus recetas mientras las elaboras!

CAPÍTULO 11.

RECETAS DE CUIDADO FACIAL

Desmaquillante

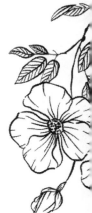

Crear tu propio desmaquillante es tan sencillo como escoger un aceite vegetal que le vaya bien a tu piel. Puedes utilizar uno o mezclar varios. Recuerda que es fundamental para la piel desmaquillarse todos los días.

INGREDIENTES

Como desmaquillante funcionan muy bien por ejemplo el aceite vegetal de almendras dulces, coco, jojoba o hueso de albaricoque. Puedes escoger cualquier otro que prefieras.

ELABORACIÓN

Lo más cómodo es utilizar un frasco con pipeta o gotero, que facilite su aplicación. Si lo prefieres con textura de gel puedes añadirle la mitad de gel de aloe vera. Eso sí, tendrás que agitar el producto antes de usarlo.

MODO DE USO

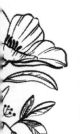

Coge un disco desmaquillamente de algodón, imprégnalo bien y a continuación frota tu rostro con él suavemente para retirar el maquillaje.

Limpiador Facial

Este limpiador nos ayuda a eliminar la suciedad que se acumula a lo largo del día en nuestra piel.

INGREDIENTES

Para esta receta necesitamos un hidrolato, un aceite vegetal y un frasco con dispensador en spray. De nuevo, primero observa tu piel y en función de cómo está escoge los ingredientes adecuados.

ELABORACIÓN

Llena el frasco hasta la mitad con el hidrolato y la otra mitad del aceite vegetal. Una combinación que me encanta es el hidrolato de rosa y el aceite de jojoba.

MODO DE USO

Agita el producto. Con tus ojos cerrados, vaporiza el limpiador sobre tu rostro y retíralo a continuación con discos de algodón.

Tónico Facial

Adoro la sencillez con la que podemos cuidarnos. Y es que tonificar nuestro rostro es tan fácil como escoger el hidrolato adecuado para nosotras y vaporizarlo sobre el rostro. Los tónicos desempeñan un papel importante en nuestro cuidado. Nos ayudan a limpiar e hidratar la piel. Son astringentes y nos ayudan a restaurar los niveles de pH de la piel.

INGREDIENTES

El hidrolato que necesites y un frasco con atomizador o dispensador en spray.

MODO DE USO

Una vez limpia la piel, cierra tus ojos y vaporízalo sobre el rostro. Puedes darte unos toquecitos con los dedos para que penetre mejor. Espera un poco a que se seque o retira la humedad con un pañuelo de papel de forma delicada.

Sérum facial eterna juventud

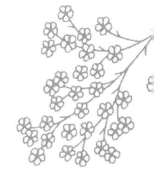

Este sérum facial antiarrugas es una magnífica opción para nutrir la piel en formato líquido Es maravilloso para prevenir el envejecimiento prematuro de nuestra piel y mejorar las líneas de expresión y arrugas ya existentes. Apto para todas las pieles.

INGREDIENTES

(para un frasco de 30ml)

14 ml de aceite de jojoba
14 ml de aceite de pepita de uva
7 gotas aceite esencial de mirra
7 gotas de aceite esencial de lavanda
7 gotas de aceite esencial de palo de rosa
7 gotas de vitamina E

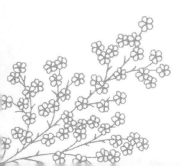

Sérum facial eterna juventud

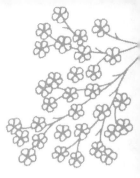

ELABORACIÓN

Lo más cómodo es utilizar un frasco con pipeta o gotero, que facilite su aplicación. Mezcla todos los ingredientes comenzando por los aceites vegetales.

MODO DE USO

Una vez limpia la piel, aplica unas gotitas sobre tu rostro. Puedes darte unos toquecitos con los dedos para que penetre mejor.

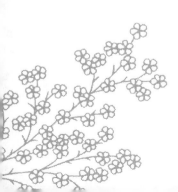

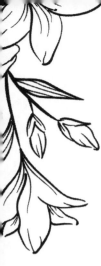

Sérum facial para la eliminación del acné

El sérum es ideal para nutrir la piel en formato líquido a la vez que tratamos el acné. Además, ayudará a que la piel se regenere mejor y regulará la producción de sebo.

INGREDIENTES

(para un frasco de 30 ml)

14 ml de aceite de jojoba
14 ml de aceite de comino negro
7 gotas aceite esencial de árbol de té
7 gotas de aceite esencial de lavanda
7 gotas de aceite esencial de geranio
7 gotas de vitamina E

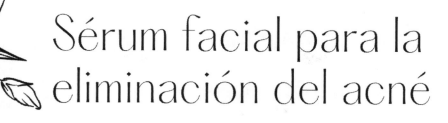

Sérum facial para la eliminación del acné

ELABORACIÓN

Vierte los aceites vegetales en un frasco de vidrio con pipeta. A continuación añade los aceites esenciales y la vitamina E.

MODO DE USO

Aplica unas gotitas en tu rostro y date unos toquecitos con los dedos para que penetre mejor en la piel.

Cremas base
"delicias de miel"

La fragancia de esta crema es deliciosa y muy hidratante.El olor a miel de la cera de abeja junto con el olor del romero es embriagador. Es ideal como crema corporal o incluso facial. Las cantidades son orientativas, ya que dependiendo de la temperatura de la zona geográfica en la que vivas, la consistencia de la crema será más sólida o más líquida. Por ello, ve modificando la cantidad de cera según necesites.

INGREDIENTES

(Para un tarro de 200 ml.)

160 gr de aceite de oliva
40 gr de cera de abeja
10 gotas de aceite esencial de romero

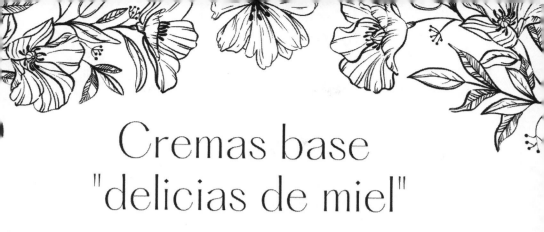

Cremas base "delicias de miel"

ELABORACIÓN

Pon al baño María el aceite de oliva y la cera de abeja hasta que se funda completamente la cera. No pongas muy fuerte el fuego, no debe llegar a hervir. Una vez derretida la cera de abeja, retíralo del fuego y remueve bien la mezcla. Ahora añade el aceite esencial de romero y envásalo en un tarrito de cristal con tapadera. Etiquétalo y pon la fecha de su creación y lo que hay en su interior.

Puedes añadir los aceites vegetales o esenciales que quieras. Te animo a experimentar.

MODO DE USO

Aplícala con un suave masaje para que penetre bien en la piel. Puedes utilizarla como crema facial o corporal.

Crema base con aloe vera

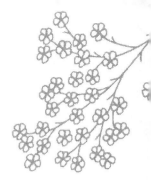

Es una crema muy sencilla y eficaz.
Ideal para mantener nuestra piel hidrata y elástica.

INGREDIENTES

8 cucharadas de gel de aloe vera
4 cucharaditas de aceite vegetal de jojoba
15 gotitas de aceite esencial que más feliz te haga

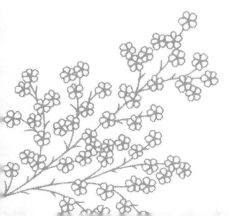

Crema base con aloe vera

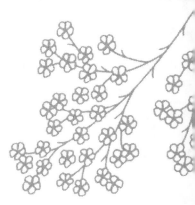

ELABORACIÓN

Bate el gel de aloe vera junto con el aceite vegetal escogido, hasta que quede una mezcla homogénea. Añade el aceite esencial y remueve un poco más. Envásalo en tu tarrito de vidrio. Nota: es importante que sea gel de aloe vera, si no, la consistencia queda distinta.

MODO DE USO

Aplícala donde más necesites con mucho cariñito y masajeando la zona. Puedes utilizarla en el rostro o en cualquier otra parte del cuerpo.

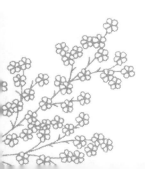

Exfoliante facial de carbón vegetal activado

Esta receta te deja la piel muy luminosa y limpia. El carbón vegetal nos ayuda a eliminar toxinas y células muertas. Es para un solo uso.

INGREDIENTES

1 cucharita de café de carbón vegetal activado
2 cucharadas soperas de miel
Puedes añadirle dos gotitas de algún aceite esencial que necesites en este momento.

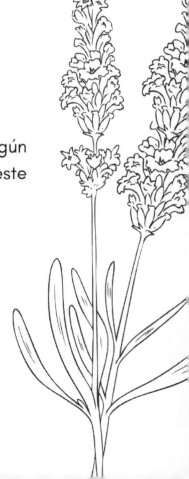

Exfoliante facial de carbón vegetal activado

ELABORACIÓN

Mezcla muy bien la miel con el carbón vegetal activado hasta que quede homogéneo. Si has decidido agregar algún aceite, hazlo ahora y remueve de nuevo. Puedes hacer más cantidad y aplicarlo también en el cuello y escote.

MODO DE USO

Aplícalo sobre el rostro limpio con las manos con una brocha dejando libre el contorno de ojos. Déjalo actuar unos 20 minutos y retíralo con agua tibia.

Mascarilla facial de arcilla para pieles normales

Esta mascarilla te ayudará a eliminar las toxinas e impurezas de tu piel. La revitalizará y estimulará la renovación celular. Esta receta es para un solo uso.

INGREDIENTES

2 cucharadas soperas de arcilla verde
Hidrolato de lavanda
2 gotitas de aceite esencial de mirto

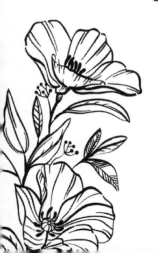

Mascarilla facial de arcilla para pieles normales

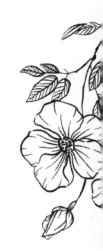

ELABORACIÓN

Añade un poco de hidrolato, la infusión o el agua a la arcilla mientras vas mezclando hasta formar una pasta homogénea. Ve añadiendo más líquido según necesites, hasta conseguir una consistencia untuosa. A continuación, añade dos gotitas del aceite esencial de mirto o el que tú prefieras. Remuévelo de nuevo. Recuerda no utilizar elementos de metal para las recetas con arcillas, pues alteran sus propiedades. Puedes hacer más cantidad y aplicarla también en el cuello y escote.

Mascarilla facial de arcilla para pieles normales

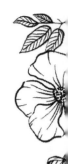

MODO DE USO

Aplícalo sobre el rostro con los dedos o una brocha, dejando el contorno de ojos libre. También puedes aplicarla en el cuello y el escote. Déjalo actuar 20 minutos aproximadamente. Retíralo con abundante agua tibia.

Esta misma receta puedes utilizarla para pieles de otro tipo sustituyendo los ingredientes por aquellos que te aporten las propiedades que necesites en ese momento.

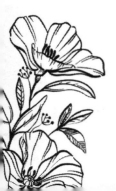

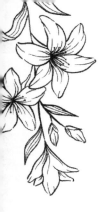

Mascarilla facial de arcilla para pieles secas

Si tienes la piel seca, apagada o descamada, vas a notar muchísimo el resultado después de utilizar esta receta. Es para un solo uso.

INGREDIENTES

5 cucharadas soperas de arcilla blanca
3 cucharadas soperas de aceite de aguacate

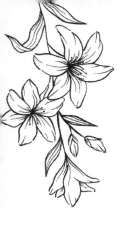

Mascarilla facial de arcilla para pieles secas

ELABORACIÓN

Mezcla todo con un poco de agua mineral o hidrolato hasta formar una pasta densa y homogénea. La consistencia ha de quedar como la de una pomada. Ve añadiendo el agua poco a poco hasta conseguir la textura idónea.

MODO DE USO

Con la piel ya limpia aplícala con ayuda de tus dedos o con una brocha o pincel. Deja el contorno de ojos libre.
Puedes aplicarla en cuello y escote.
Déjala actuar 20 minutos aproximadamente.
Retírala con abundante agua tibia.

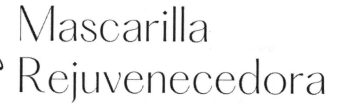

Mascarilla Rejuvenecedora

Esta mascarilla es rica en colágeno, gracias a la gelatina neutra. Ideal para prevenir los signos de envejecimiento y atenuar los ya existentes: líneas de expresión, arrugas y piel apagada. El limón le aportará vitamina C a nuestra piel, dándole luminosidad y suavizando manchas.
Esta receta es para un solo uso.

INGREDIENTES

50 ml de agua
25 ml de zumo de limón
Una cucharita de postre de miel
20 gr de gelatina neutra

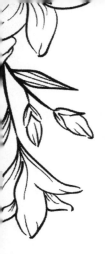

Mascarilla Rejuvenecedora

ELABORACIÓN

Calienta el agua y disuelve en ella la gelatina neutra hasta que no queden grumos. Apaga el fuego y añade el zumo de limón y la miel. Remueve bien la mezcla.

MODO DE USO

Te recomiendo recogerte el pelo y despejar la cara. Con el rostro limpio, aplica la mascarilla con ayuda de un pincel dejando libre el contorno de los ojos. Déjala actuar 15 o 20 minutos. Aclara con agua fría. Ahora para terminar hidrata tu piel con crema o sérum. Esta mascarilla es recomendable hacerla por la noche o cuando no nos vaya a dar el sol, ya que el limón es fotosensibilizante.

CAPÍTULO 12.

RECETAS DE
CUIDADO BUCAL

Limpiador dental amentolado

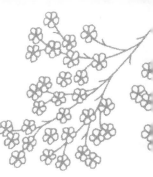

Llevo años utilizando esta receta que me permite mantener mi boca sana, fresca y muy limpia. Además, funciona estupendamente bien para casos de flemones y encías sangrantes.

INGREDIENTES

(para un frasco de vidrio de 30 ml)

25 ml de aceite vegetal de hueso de albaricoque
10 gotas de aceite esencial de tomillo
10 gotas de aceite esencial de árbol del té
10 gotas de aceite esencial de clavo
10 gotas de hierbabuena y/o menta

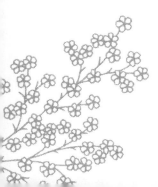

Limpiador dental amentolado

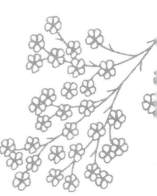

ELABORACIÓN

Es recomendable utilizar un frasco de vidrio con gotero o pipeta. Echa un poquito de aceite vegetal de hueso de albaricoque y a continuación todos los aceites esenciales. Para terminar, rellena el frasco con el aceite de hueso de albaricoque.

MODO DE USO

Humedece un poco tu cepillo de dientes con agua y echa con el gotero unas 4 ó 5 gotas sobre la superficie. Ahora cepíllate como de costumbre.

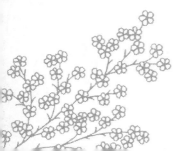

Blanqueador dental mágico

No he probado receta igual a esta hasta el momento para blanquear mis dientes. Te lo tengo que contar. La descubrí por casualidad en un momento de mucho apuro. Una noche tomé un medicamento que contenía hierro y en vez de tragarme la cápsula, la abrí porque me resultaba más cómodo para tomar. El resultado fue que a la mañana siguiente me levanté con todos mis dientecitos con una franja muy oscura. Muy oscura, créeme. Ese día tenía una reunión muy importante y no disponía de tiempo para acudir a un dentista. Con lo que yo sonrío todo el tiempo, iba a ser imposible disimular aquel despropósito. Me vino la inspiración y me acordé de la potente capacidad de absorción que tiene el carbón vegetal activado. Pensé ¡lo voy a probar! Total, no tengo más alternativas. Aquella mañana respiré hondo de nuevo gracias a la receta.

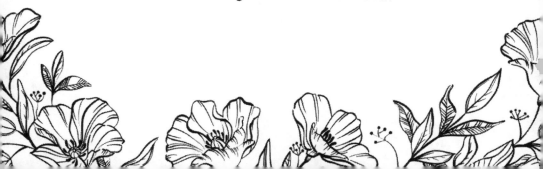

Blanqueador dental mágico

Mis manchas desaparecieron por completo al instante. De aquella reunión nació una preciosa alianza. La persona con la que me reuní se convirtió en mi socio de una empresa de decoración e interiorismo que creamos y más tarde en mi compañero de vida.
¡Para que veas lo importante que es sonreír!

INGREDIENTES

1 cucharada sopera de aceite de coco
½ cucharadita de café de carbón vegetal activado

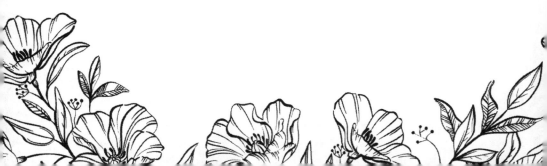

Blanqueador dental mágico

ELABORACIÓN

Mezcla en un cuenquito los dos ingredientes.

MODO DE USO

Te recomiendo utilizar un cepillo de dientes que no te importe que se quede negro. Es difícil que se quede en su color original. Yo tengo uno más viejo reservado solo para eso. Aplica la mezcla sobre el cepillo de dientes y frota durante unos minutos sin hacer demasiada fuerza. Para terminar, enjuaga bien tu boca con agua y sonríe. Esta es una receta que utilizo de forma puntual, por lo que la suelo preparar en el momento que voy a utilizarla.

Exfoliante labial "suspiros de verano"

Este exfoliante es como comerte un caramelito. Delicioso y adictivo. Deja los labios suaves, tersos y sabrosos. ¡Querrás comértelo!

INGREDIENTES

2 cucharadas soperas de azúcar blanca

4 gotitas de aceite esencial de hierbabuena y/o 4 gotitas de aceite esencial de menta

1 cucharada sopera de aceite vegetal de coco

2 hojitas de hierbabuena

Exfoliante labial
"suspiros de verano"

ELABORACIÓN

Pica las hojitas de hierbabuena en trocitos muy pequeños. Mézclalas con el resto de ingredientes. Envásalo en un frasquito.

MODO DE USO

Humedece ligeramente tus labios. Coge un poco de mezcla con un dedo y aplícalo sobre ellos. Ahora masajea suavemente y de forma circular con el dedo. Enjuaga con agua hasta retirar todo el exfoliante. Para terminar, nútrelos con tu bálsamo labial natural.

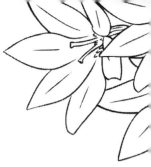

Bálsamo labial nutritivo

Si se te suelen resecar o agrietar los labios te vas a enamorar de este bálsamo hidratante. Es increíble para proteger y nutrir tus labios tanto en invierno como en verano.

INGREDIENTES

(Para 3 tarros de 15 gramos cada uno aproximadamente)

34 gr de manteca de karité
7 gr de manteca de cacao
4 gr de cera de abeja

6 gotitas de vitamina E (opcional)
6 gotitas de algún aceite esencial o extracto de vainilla (opcional)

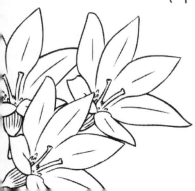

Bálsamo labial nutritivo

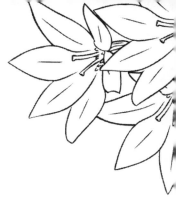

ELABORACIÓN

Pon la manteca de karité, la manteca de cacao y la cera de abeja al baño María. Espera a que se funda todo y remueve suavemente un momento. Añade la vitamina E, el aceite esencial y envásalo.

MODO DE USO

Aplícalo en tus labios cada vez que lo necesites.

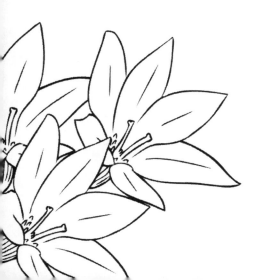

CAPÍTULO 13.

RECETAS DE
CUIDADO CORPORAL

Exfoliante corporal cítrico

A menudo nos centramos en cuidar de nuestro rostro, olvidándonos que el resto del cuerpo también necesita su atención. Este exfoliante eliminará células muertas de tu piel, aportándole además mucha nutrición y suavidad.

INGREDIENTES

½ taza de sal fina del Himalaya
1 cucharada sopera de semillas de chía
2 cucharadas soperas de aceite de coco
(u otro)
40 gotas de aceite esencial de naranja dulce o mandarina (o el que prefieras)

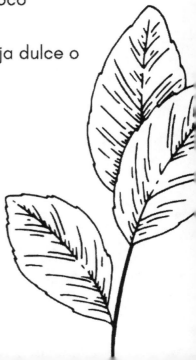

Exfoliante corporal cítrico

ELABORACIÓN

Es tan sencillo como mezclar todos los ingredientes hasta formar una pasta homogénea. Envásalo en un tarrito de cristal.

MODO DE USO

Durante la ducha, con la piel ya húmeda, aplica con tus manos el exfoliante. Masajea cada zona haciendo movimientos circulares durante unos segundos. Aclara con agua. Verás qué suavidad y qué aroma deja en la piel.

Manteca corporal de coco y karité

Esta receta es extremadamente hidratante. Su textura es untuosa. Ideal para piel muy seca o zonas que se resecan con facilidad como pies, codos y manos. Te quedarán como nuevos.

INGREDIENTES

100 gr manteca de karité

50 gr de aceite de coco

50 gr de aceite de almendras dulces (u otro)

1 gr de vitamina E

10 gotas de aceite esencial o extracto de vainilla para dar aroma (opcional)

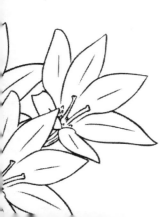

Manteca corporal de coco y karité

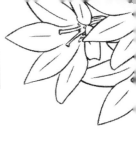

ELABORACIÓN

Pon al baño María la manteca de karité, el aceite de coco y el de almendras hasta que esté completamente derretido. Retíralo del fuego y añade la vitamina E y el aceite esencial o la vainilla si así lo has decidido.
Déjalo enfriar y mételo 30 minutos en el congelador.

A continuación, bátelo con batidora eléctrica hasta que alcance a tener una consistencia de mousse. Si no consigues esa textura, vuelve a meterlo en el congelador unos minutos más y bate de nuevo.

Si te apetece darle un aspecto más estético puedes envasarlo utilizando una manga pastelera para darle una forma más llamativa. Si no quieres complicarte, envásalo en un tarro directamente.

MODO DE USO

Aplícala en la zona que más lo necesites y masajea suavemente.

Pefrume sólido
"sensual y embriagador"

Adoro este formato para mis perfumes. Me encanta llevarlo a todas partes conmigo. Libérate de todos los ingredientes sintéticos que llevan los perfumes convencionales. Además, hidratas tu piel cada vez que lo utilizas.

INGREDIENTES

(Para un tarrito de 20gr)
8 gr. de aceite de jojoba
8 gr. manteca de karité
4 gr. de cera de abejas
60 gotitas de aceite esencial de neroli
3 gotas de vitamina E

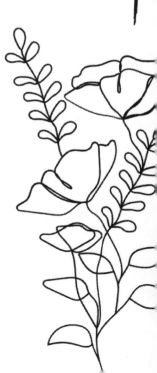

Pefrume sólido
"sensual y embriagador"

ELABORACIÓN

Calentamos al baño María a temperatura media el aceite de jojoba, la manteca de karité y la cera de abejas hasta que se deshaga por completo. Remueve un poquito para que se mezcle bien.

Añade el aceite esencial y la vitamina E. Remueve de nuevo. Envásalo en un tarrito con tapadera. Déjalo enfriar y solidificar.

MODO DE USO

Frota suavemente la superficie del perfume con un dedo y aplícalo a cada lado de tu cuello y en tus muñecas. ¡Disfrútalo mucho!

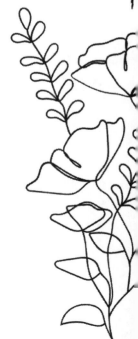

Spray corporal "refrescante y revitalizante"

Cada vez que necesites un chute de frescor o estés mentalmente sobrecargada, utiliza este spray.

¡Es tan agradable! ¡Es una maravilla!

INGREDIENTES

Hidrotalo de hammamelis
Aceite esencial de eucalipto
Aceite esencial de romero

Spray corporal "refrescante y revitalizante"

ELABORACIÓN

Escoge un envase con atomizador del tamaño que más te guste.

Llénalo casi entero de hidrolato de hammamelis y añádele 10 gotas de cada aceite esencial por cada 100 ml. de hidrolato. Si tu envase tiene 100 ml. entonces serán 20 gotas en total de aceite esencial.

MODO DE USO

Cierra tus ojos, inhala profundamente, y aprieta el atomizador aplicando el spray donde más te apetezca, en la cara, el escote, la cabeza, las piernas, los pies, la barriga...

Aceite corporal hidratante "floral"

Es importante mantener nuestra piel hidratada para prevenir sequedad y la aparición de estrías.

INGREDIENTES

Aceite de almendras dulces
Aceite esencial de lavanda
Aceite esencial de geranio
Aceite de palo de rosa

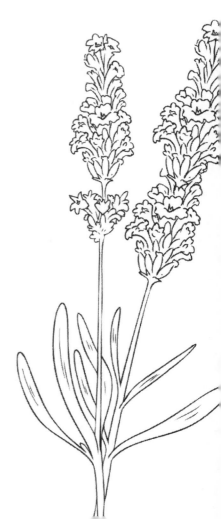

Aceite corporal hidratante "floral"

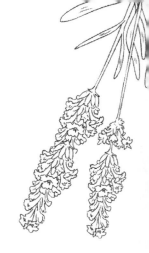

ELABORACIÓN

Escoge un envase con dispensador del tamaño que prefieras.

Llénalo de aceite de almendras dulces casi del todo. Si no dejamos un poco de espacio sin llenar se desbordará al colocarle el dispensador.

Ahora, añádele 5 gotas de cada aceite esencial por cada 100 ml. de aceite de almendras dulces.

MODO DE USO

Después de la ducha y la piel seca sin humedad, aplica el aceite por todo el cuerpo con un suave masaje para que penetre bien.

Si te surge cualquier duda de cómo llevar a cabo alguna receta, no dudes en contactar conmigo, será un placer ayudarte con lo que necesites.

Puedes encontrarme aquí para más información: **www.tatianamoreno.com** o en Instagram o Facebook: @tatianamorenomiguel

CAPÍTULO 14.

MIS RITUALES
DE AUTOCUIDADO

MIS RITUALES DE AUTOCUIDADO

En este apartado puedes encontrar un protocolo de cuidado de tu piel para diferentes momentos.

Puedes utilizar los productos que te sugiero en el apartado de "Mis recetas" para completar las rutinas, o en su defecto otros productos elaborados de forma casera o comprados que cumplan con las mismas funciones. Eso sí, de nuevo te pido, que si los adquieres ya elaborados, te asegures de su calidad y pureza.

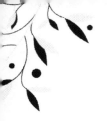

Ritual facial de día

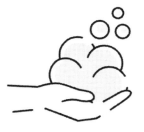

Limpiar
Lávate la cara con agua fría para estimular la circulación y tonificar la piel.

Secar
Seca tu rostro cuidadosamente con una toalla

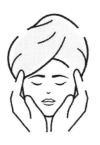

Tonificar
Aplica el tónico facial vaporizándolo como si fuera una lluvia de agua floral.

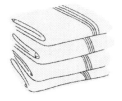

Hidratar
Sin dejar que se seque el tónico, aplica tu sérum o crema hidratante con un pequeño masaje.

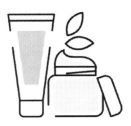

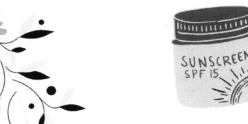

Proteger
Ahora aplica tu protector solar natural antes de salir a la calle.

Ritual facial de noche

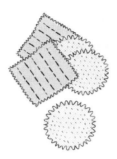

Desmaquillar

Aplica tu limpiador facial o un aceite vegetal y retira el maquillaje y la suciedad con discos de algodón.

Enjuagar

Limpia tu rostro con abundante agua fría o tibia para terminar de eliminar restos de suciedad.

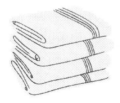

Secar

Seca tu rostro cuidadosamente con una toalla

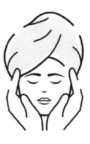

Tonificar

Aplica el tónico facial vaporizándolo como si fuera una lluvia de agua floral.

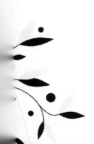

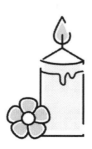

Hidratar

Escucha a tu piel, y solo si necesita hidratación, aplica tu sérum o crema.

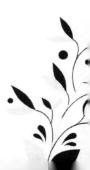

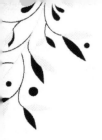

Ritual facial semanal

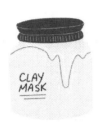

Nutrir

Con el rostro limpio, aplica con ayuda de un pincel o tus dedos la mascarilla nutritiva de arcilla. Deja actuar 15-20 minutos, y retírala con agua tibia.

Tonificar

Aplica el tónico facial vaporizándolo como si fuera una lluvia de agua floral.

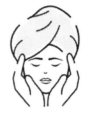

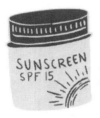

Hidratar y proteger

Aplica tu sérum o crema hidratante y después tu protector solar natural.

Exfoliar

Aplica tu exfoliante labial y masajea de forma circular con cuidado tus labios. Enjuágalos con agua.

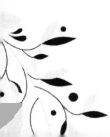
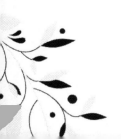
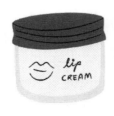

Nutrir

Ahora aplica tu bálsamo labial para nutrirlos en profundidad.

CONCLUSIÓN

CONCLUSIÓN

- Eliminar tóxicos de nuestra vida para estar más sanos y hacernos responsables de nuestro bienestar es urgente.

- Es fundamental tener presente los factores que influyen en nuestro bienestar y belleza: el descanso, la alimentación, nuestro estilo de vida, nuestros pensamientos y emociones.

- Es imprescindible cuidar de uno mismo, no es negociable.

- Tener hábitos saludables es necesario para estar sanos y vernos bien.

- Un cosmético caro no es sinónimo de producto de calidad y efectividad.

- No hay mejor manera de controlar lo que pones en tu piel que creando tu propia cosmética.

- Si no elaboras tus propios cosméticos, al menos asegúrate de comprar productos saludables.

- Todo empieza en uno mismo.

- La belleza exterior es un reflejo del interior.

- Lo que te cuenta tu piel, realmente solo lo sabes tú.

- Experimenta, revisa, y quédate con lo que te sirva.

ME GUSTARÍA...

Si la lectura de este libro te ha aportado, me encantaría que me escribieras y me contaras cómo te ha ayudado. Puedes contactarme a través de mi email: tatianamorenomiguel@gmail.com

Por otra parte, sería una gran ayuda para mí, si pudieras valorar tu experiencia después de haberlo leído, en Amazon.

TENGO UN REGALO PARA TI...

Una asesoría personalizada de 20 minutos de duración en la que te ayudo a realizar un diagnóstico de tu piel para determinar cuál es tú tipo y qué necesidades tiene.

Además te ayudaré a convertir en un hábito tu propio autocuidado. Juntas diseñaremos rutinas especialmente creadas para ti para que te resulte sencillo incluir en tu vida cotidiana pequeños gestos, que mejorarán tu piel y tu bienestar.

Para reservar tu sesión de belleza online conmigo, contáctame aquí:

tatianamorenomiguel@gmail.com

GLOSARIO

GLOSARIO

Aditivo: sustancia que se incorpora a un cosmético con el fin de dar color, aroma, textura o conservarlo.

Alérgeno: sustancia de naturaleza tóxica que puede producir una alergia.

Antiséptico: actúa frente al desarrollo de gérmenes patógenos y evita posibles infecciones.

Antiinflamatorio: actúa combatiendo la inflamación.

Antibacteriano: actúa destruyendo bacterias o impidiendo que éstas crezcan.

Astringente: actúa causando la contracción de determinados tejidos para disminuir las secreciones y excreciones.

Antifúngico: actúa frente a las infecciones causadas por hongos.

Aromaterapia: disciplina terapéutica que se basa en la utilización de aceites esenciales tratando al individuo de forma holística.

Antioxidante: actúa evitando o retrasando la oxidación de las células

Analgésico: actúa como calmante.

Calmante: actúa como sedante o disminuyendo dolores o relajando el sistema nervioso.

Cicatrizante: favorece la regeneración y recuperación del tejido de la piel.

Emoliente: actúa relajando y suavizando la piel.

Fotosensibilizante: que puede provocar reacción anormal en la piel a la exposición solar.

Reconstituyente: actúa fortaleciendo el organismo y devolviéndolo a su estado normal.

Tónico: actúa como reconstituyente. Aportando vitalidad a la piel.

Maceración: forma de obtención de los principios activos de una planta introduciendo la planta en un líquido como aceite, alcohol durante un tiempo a temperatura ambiente.

Principio activo: sustancia que aporta acción terapéutica de una planta.

BLOC DE NOTAS

MIS NOTAS

MIS NOTAS

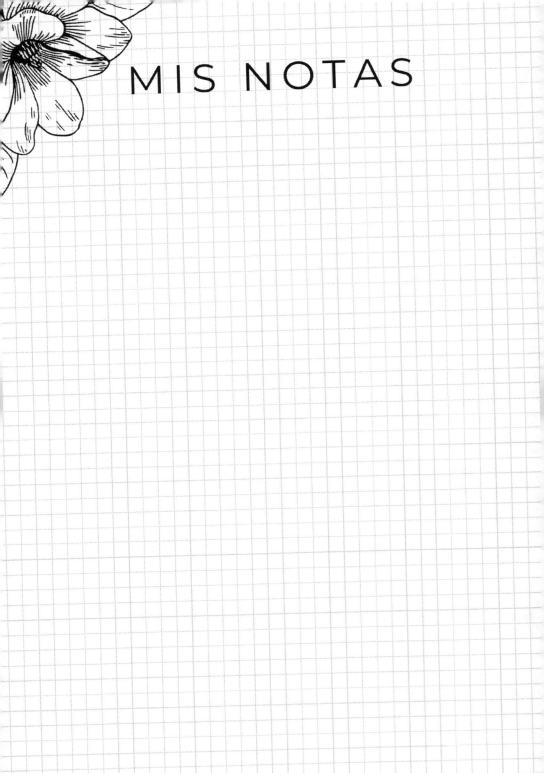

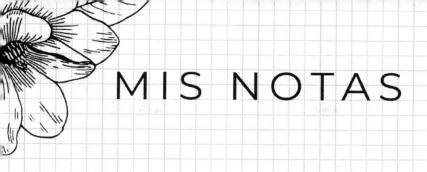

MIS NOTAS

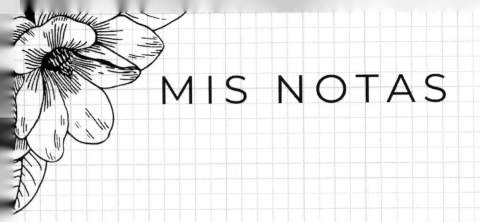

MIS NOTAS

BIBLIOGRAFÍA

BIBLIOGRAFÍA

ROMANO MOZO, D. (2012). *Disruptores endocrinos. Nuevas respuestas para nuevos retos.* Ed. Instituto Sindical de Trabajo, Ambiente y Salud (ISTAS).

ADDA (Asociación de defensa de derechos animal), 2020. *400.000 ratones siguen muriendo cada año en Europa en los test letales de Botox.* Consultado el 2 de diciembre de 2020.
https://alternativaexperimentacionanimal.addaong.org/2020/06/

BAGAZGOITIA, DRA.L. (2018). *Lo que dice la ciencia sobre el cuidado de la piel.* Ed. Plataforma

GREENPEACE (2017). *Tóxicos en los cosméticos.* Consultado el 17 de diciembre de 2018.
http://archivo-es.greenpeace.org/espana/es/Trabajamos-en/Parar-la-contaminacion/Agua/Campana-Detox-/Toxicos-en-los-cosmeticos/

ÁLVAREZ, G.; MARCOS, A.; MARGOLLES, A. (2016) *Probióticos, Prebióticos y Salud.* Evidencia Científica. Sociedad Española de Probióticos y Prebióticos.

MAINTZ, L.; NOVAK, N. (2007) *Histamine and histamine intolerance.* Am. J. Clinical Nutrition.

MERINO, M.; ÁLVAREZ, A.; MADRID, J; PUERTAS, F.; ASENCIO, A.; ROMERO, O.; JURADO, M. SEGARRA, F..; CANET, T.; GIMÉNEZ, P.; TERÁN, J.; ALONSO, M.; GARCÍA-BORREGUERO, D.; BARRIUO, B. (2016) *Sueño saludable: evidencias y guías de actuación.* Documento oficial de la Sociedad Española de Sueño.

TISSERAND, R. (2016) *El arte de la aromaterapia.* Ed. Paidos Ibérica

OLEA, DR.N. (2019) *Líberate de tóxicos. Guía para evitar los disruptores endocrinos.* Ed. RBA.

DETHLEFSEN, T.; DAHLKE, R. *(1997) La enfermedad como camino.* Ed. Plaza & Janes.

MEDLINEPLUS (2020). *El estrés y tu salud.* Consultado el 25 de diciembre de 2020. https://medlineplus.gov/spanish/ency/article/003211.htm

PUBMED (2005). *Aluminium, antiperspirants and breast cancer.* Consultado el 20 de diciembre de 2020 **https://pubmed.ncbi.nlm.nih.gov/16045991/**

LIBRESDECONTAMINANTESHORMONALES (2016). https://libresdecontaminanteshormonales.wordpress.com/tag/efecto-coctel/

MEDCENTERNEWS (2013). *Envejecimiento: La privación de sueño está vinculada el envejecimiento de la piel.* Consultado el 9 de marzo de 2021. http://www.revfinlay.sld.cu/index.php/finlay/announcement/view/570

PUBMED (2016). *Toxicopathological Effects of the Sunscreen UV Filter, Oxybenzone (Benzophenone-3), on Coral Planulae and Cultured Primary Cells and Its Environmental Contamination in Hawaii and the U.S. Virgin Islands* Consultado el 10 de enero de 2021. https://pubmed.ncbi.nlm.nih.gov/26487337/

MONGABAY (2020). *Se prohíben cremas solares que dañan a los corales de las Islas Vírgenes de los EE. UU.* https://es.mongabay.com/2020/01/cremas-solares-corales-islas-virgenes/

ELSEVIER. *Piel luminosa.* Consultado el 15 de marzo de 2021. https://www.elsevier.es/en-revista-offarm-4-articulo-piel-luminosa-13082895

GARCÍA, A. (1987) *Dermatología clínica.* Ed. Gráficas Cervantes SA

SOCIEDAD ESPAÑOLA DE MEDICINA GENERAL. *Curso de habilidades en dermatología.*

LANGMAN (1981) *Embriología médica.* Edi. Médica Panamericana SA.

AVILÉS, J. (2001) *Manual de Homeospagyria.* Ed. Bioediciones SL.

Made in United States
Orlando, FL
13 June 2022